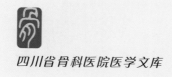

四川省骨科医院医学文库

GONGGU JINDUAN GUZHE DE
SUINEIDING ZHILIAO

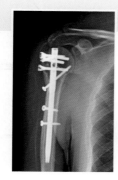

肱骨近端骨折的髓内钉治疗

主 编 向 明

四川科学技术出版社

图书在版编目（CIP）数据

肱骨近端骨折的髓内钉治疗 / 向明主编. —— 成都：
四川科学技术出版社, 2022.12
（四川省骨科医院医学文库 / 沈海主编）
ISBN 978-7-5727-0700-1

Ⅰ.①肱… Ⅱ.①向… Ⅲ.①骨科器械 – 应用 – 肱骨
– 骨折 – 外科手术 Ⅳ.①R683.41

中国版本图书馆CIP数据核字(2022)第163463号

四川省骨科医院医学文库

肱骨近端骨折的髓内钉治疗

主 编　向　明

出 品 人	程佳月	
责任编辑	吴晓琳	
助理编辑	刘　娟　王星懿	
封面设计	郑　楠	
版式设计	杨璐璐	
责任出版	欧晓春	
出版发行	四川科学技术出版社	
地　　址	四川省成都市锦江区三色路238号新华之星A座	
	邮政编码：610023　传真：028-86361756	
成品尺寸	168mm×236mm	
印　　张	11.25　字　数　225 千	
印　　刷	成都市金雅迪彩色印刷有限公司	
版　　次	2022年12月第1版	
印　　次	2022年12月第1次印刷	
定　　价	198.00元	

ISBN 978-7-5727-0700-1

肱骨近端骨折的髓内钉治疗 编委会

主　　编　向　明

名誉主编　姜春岩

副 主 编　东靖明　吴晓明

秘　　书　邓明月　杨金松

编　　委　代　飞　李一平　牟　希　阎俊蒲　杨金松
　　　　　庄澄宇　张　清

序一

　　随着人口老龄化进展，老年性骨折已成为社会普遍问题，越来越引起大家的重视，而肱骨近端骨折就是常见的老年骨质疏松性骨折之一，发生率仅次于髋关节骨折和腕关节骨折；国内文献报道肱骨近端骨折占所有骨折的2.3%，国外报道为4%～5%，但是在65岁以上的骨折患者中占所有骨折的10%。临床已达成共识：大多数肱骨近端骨折可采取非手术治疗，但为了最大限度恢复肩关节功能，对不稳定或明显移位者应行手术治疗，包括内固定或肩关节置换，而内固定的手术方式目前主要包括锁定钢板系统和锁定髓内钉系统，但两种手术方式在适应证选择以及并发症方面仍存在争议。多数文献报道认为两种手术方式均能取得满意的临床疗效，但也有学者认为锁定髓内钉系统并发症更多。

　　对骨折采取髓内钉固定的现代理念即通过微创技术实现中心性固定。在使用髓内钉固定所有骨折时均需贯彻微创理念，主要体现在减少对重要软组织的医源性损伤，并使其得到最大限度的保护；通过间接复位技术的微创操作，避免骨折复位时对骨膜等软组织广泛的剥离，以促进骨折顺利愈合，获取最大限度的功能康复。在最大限度恢复关节或肢体功能的同时，选择更微创的治疗方法是我们创伤骨科医生孜孜以求的方向，"没有最微创，只有更微创"。但一般认为，相对于钢板固定，髓内钉固定肱骨近端骨折的学习曲线可能稍长，手术中需要 X 线影像监控的时间也比钢板固定要长，手术所需要的设备相对复杂，骨折获得的复位也可能不如钢板固定更加符合解剖对位和直接，还需考虑肱骨大、小结节的复位和固定是否满意和稳定，通过肱骨近端插入髓内钉是否会造成肩袖损伤，最终影响肩关节功能等等，这些因素也许是影响髓内钉固定得以普遍使用的原因。

"闻道有先后，术业有专攻"，四川省骨科医院向明教授及其团队多年致力于研究上肢创伤，特别是在肩肘骨折的治疗方面积累了大量的经验，尤其是对肱骨近端骨折的髓内钉固定颇有心得，手术中使骨折获得了满意的复位和固定，包括 Neer 分型三、四部分骨折，也获得了比较满意的临床疗效，此术式业已在全国各地也进行了介绍和推广，很多创伤骨科医生也从中获益。在此基础上，向明教授及其团队将自己的经验集结成册，编辑成书，实乃一大功绩！此书内容包括肱骨近端骨折的流行病学，与髓内钉固定有关的基础解剖，髓内钉固定的原理，不同类型骨折的具体固定方法，手术前准备、手术细节及手术后注意事项，手术后并发症的处理，手术后的康复原则等等。全书图文并茂，内容翔实，细节突出，文笔流畅，极具实用和参考价值，细阅后定有收益。向明教授是我们积水潭医院的老朋友，我和他认识很早，在和向明教授进行学术交流的过程中，我本人也从中获益匪浅，他提出的很多观点我也十分赞同。作为一名专门从事创伤骨科专业的医生，我已经从业接近37年，在我诊治过的各种应用内、外固定器材中的病例，因为见到了太多的钢板固定（即偏心固定）的并发症，所以我也越来越偏爱髓内钉固定（即中心固定），这也是我欣然为此书作序的重要原因之一。

相信此书的出版一定会有助于普及和推广肱骨近端骨折的髓内钉固定技术，也有助于创伤骨科医生对肱骨近端骨折的进一步理解，最终有助于提高和改善患者术后功能。

蒋协远

中华医学会骨科学分会常委
北京医学会骨科学分会副主任委员
北京医学会创伤学分会候任主任委员

序二

　　是否应用髓内钉固定一直是肱骨近端骨折治疗领域中的巨大争议点之一，支持者与反对者多以极为泾渭分明的态度示人：支持者甘之如饴，反对者痛心疾首，以至于学界甚至有"Nailer vs. Plater"的戏称。这个有趣的现象其实在骨科领域并不多见，究其原因，大概是肱骨近端髓内钉自身的"全或无"的特性使然：即如果应用得当，髓内钉具备微创以及锁定钢板无法比拟的生物力学优势，而如果应用不当，其导致的失败或并发症更加难以收场。与锁定钢板相比，肱骨近端髓内钉的应用需要极为不同的复位与固定技术，而这些技术的掌握需要在大量临床病例中积累经验，学习曲线较为漫长。

　　向明教授是国内应用锁定钢板治疗肱骨近端骨折的大师级专家之一，然而这并未阻挡他对肱骨近端髓内钉产生浓厚的兴趣与执着。经过了十余年的努力，他在此领域成就了独树一帜的过人造诣，我本人也从他的临床经验中获益匪浅，因此建议他把这些宝贵经验与更多的同道分享，终获首肯。为了集思广益，向明教授邀请了国内数位深耕肱骨近端髓内钉领域的同道一起分享心得与经验，使得本书内容不仅涵盖了生物力学、临床解剖、骨折分型、影像学分析以及术后并发症等常规内容，还特别从临床手术医生的角度，按照不同的肱骨近端骨折类型深入探讨了每个类型骨折各自的复位及固定技巧。作者们毫无保留地与大家分享了他们过去十几年来在临床工作中积累的大量实战经验与"干货"。更为难能可贵的是，本书还通过对失败病例的反思提出了对未来肱骨近端髓内钉设计改进的建议，为国内同道以及相关器械厂家提供了更为广阔的思路。

必须承认，应用髓内钉治疗肱骨近端骨折并不是目前大多数肩关节外科医生的首选方法。然而向明教授的执着与经年的艰苦付出告诉我们，如果你的内心确信一件事，就一定要义无反顾地秉以科学的态度坚持走下去。不要惧怕站在大多数人的对立面。

要对付肱骨近端骨折这样一个凶猛的"怪兽"，我们需要把武器库中的每一件武器都打造得锋利无比。

姜春岩

2022 年元月，于北京

序三

　　肱骨近端骨折作为创伤中常见的骨折类型，是仅次于髋关节骨折和腕关节骨折的老年骨质疏松性骨折。处理失当将对患者肩关节功能甚至上肢功能产生严重影响。目前，对于肱骨近端骨折的受伤机制、骨折分类及骨折的治疗已经有了较为充分的认识。根据受伤严重程度和骨折分型的不同，肱骨近端骨折可采取保守治疗或手术治疗。对于骨折不稳定以及骨折明显移位的患者，手术治疗能够最大程度地恢复患者的肩关节功能。手术治疗包括内固定或肩关节置换，而内固定的手术方式目前主要包括髓外偏心固定的钢板系统和中心固定的髓内钉系统，但两种固定方式在适应证选择以及并发症方面仍存在争议。如何判断哪种内固定物更加适合，则需要对骨折类型、骨质条件、伴发损伤以及患者的全身情况进行综合评估。

　　锁定钢板作为治疗肱骨近端骨折的金标准已存在多年，但其有较高的骨折再移位率、螺钉穿出率等并发症问题。髓内钉作为肱骨近端骨折的治疗手段相比于钢板来说出现更晚，在经历了三代产品的更新后，现在几乎达到了与钢板"分庭抗礼"的地位，甚至在某些骨折类型中要更加优于钢板。但肱骨近端髓内钉具有如姜春岩教授所讲的"全或无"的特点：即如果应用得当，髓内钉具备更微创以及锁定钢板无法比拟的生物力学优势；而如果应用不当，其导致的失败或并发症的处理将更加困难，使不少骨科医生具有不同程度的"恐钉症"。笔者从事上肢创伤治疗二十余年，在肱骨近端骨折的治疗上积累了几千例的病例经验，基于使用髓内钉的经验，总结提炼出肱骨近端髓内钉的技术特点，即"正确的一点、一线和化繁为简"便能使髓内钉治疗顺利完成，从而使手术过程更简洁、更容易、更微创、更安全，复杂骨折使用髓内钉固定甚至较钢板固定更易操作。

笔者迫切地希望与各位志同道合的同行分享我们团队的经验，因而有了这本书。本书还邀请了国内对肱骨近端髓内钉治疗有造诣的同道共同参与编写，以手术技术为中心，详细介绍了肱骨近端骨折的流行病学、骨折分类、生物力学、髓内钉发展及术后康复等内容。根据骨折类型的不同，书中分章节介绍了具体手术技术及手术步骤，同时还详细介绍了术中透视的关键技术。书中有大量手术图片，可大大提升读者对手术技术的综合理解。文末还提供了经过编者精心挑选的参考文献，以期为有兴趣深入研究的同道提供更加广阔的天地。希望本书能够帮助同行加深对髓内钉治疗肱骨近端骨折技术的理解，掌握该技术的精髓，帮助患者尽早回归高质量的生活。

最后，衷心感谢所有编委在本书编撰过程中的辛勤付出！

向明

于成都

目 录

第1章 肱骨近端骨折的流行病学

一、肱骨近端骨折的发病率研究

肱骨近端骨折是常见的老年骨质疏松性骨折，发生率仅次于髋关节骨折和腕关节骨折。国内文献报道肱骨近端骨折占所有骨折的 2.3%，国外报道为 4%～5%。而在 65 岁以上的骨折患者中，肱骨近端骨折占比上升至所有骨折的 10%。肩关节最常见的骨折部位是肱骨近端，占肱骨骨折的 50%，占肩胛带骨折的 80% 左右。流行病学调查发现肱骨近端骨折与患者的年龄、性别和伤时的骨质疏松程度关系密切：肱骨近端骨折年发生率是 61/100 000，平均发病年龄为 65 岁，以女性为主（男：女 =3：7）。在 50 岁以前，男、女发病率相近，而 50 岁以后，女性患者发病率远高于男性。由于老年女性普遍存在骨质疏松，所以肱骨近端骨折又被称为骨质疏松性骨折。随着人口结构的老龄化和预期寿命的延长，其发病人数呈上升趋势：有学者预计至 2030 年，肱骨近端骨折患者数量将增加 3 倍，相当于 5% 左右 65 岁以上的老年女性在其余生都将经历至少一次肱骨近端骨折。但是，近年来研究发现肱骨近端骨折的发病率的增长速度有趋缓的迹象，其原因可能与目前开始重视社会老龄化转变的现实、"预防摔伤（prophylaxison falling）"的项目开展、对老年骨质疏松治疗的重视等有关。

肱骨近端骨折的创伤机制具有以下特点：

1. 致伤原因

老年肱骨近端骨折主要的致伤原因是低能量损伤，在 60 岁以上的患者中，90% 以上是基于站立高度的单纯摔伤。跌倒发生率随年龄增加而增高，原因可能与老年患者肌力减弱、平衡能力差易摔伤有关。而年轻患者的致伤原因多与高能量损伤有关，如高处坠落伤、机动车事故损伤、体育运动损伤。

2. 致伤场所

在 60 岁以上的老年患者中，超过一半的致伤场所是家里。在 60 岁以下的患者中致伤场所大多数是公共场所。

3. 致伤体位

老年患者向前直行时绊倒或滑倒，患肩或患侧肢体首先着地，常伴有患肩的皮肤挫伤或局部皮下血肿。

4. 致伤时间

好发于冬季（每年 12 月至次年 1 月），多为中午至午夜。

二、肱骨近端骨折的治疗

随着肱骨近端骨折发病年龄的增高，骨折严重性也随之增加，65 岁以上患者中无移位或轻微移位骨折占整个肱骨近端骨折的比例下降了近 50%。保守治疗对移位的肱骨近端骨折疗效差，肱骨近端骨折畸形愈合后，若以欧洲五维生存质量量表（EQ-5D）来衡量，患者因为肩关节疼痛和活动受限而导致生活自理能力下降。随着人口的老龄化和家庭的空巢化趋势，若骨质疏松性肱骨近端骨折患者得不到合适的治疗，将给社会公共卫生系统带来沉重的负担。最近的荟萃分析显示，切开复位内固定术治疗移位肱骨近端骨折的疗效要优于人工关节置换等方法，然而迄今为止，对选择何种内固定器材治疗移位的肱骨近端骨折仍缺乏共识。对德国 2007—2016 年手术治疗肱骨近端骨折的流行病学研究调查发现：肱骨近端骨折的发病率呈上升趋势，发病率从

65.2/100 000（2007 年）上升至 74.2/100 000（2016 年），发病人群中老年患者（＞70 岁）的比例显著增加，对肱骨近端骨折进行手术治疗的比例增加了39%，其中锁定钢板固定仍是最常见的手术方式（48.3%），其次是髓内钉（20.0%）、半肩关节置换术（7.5%）、克氏针固定（6.4%）和反置式人工肩关节置换术（5.6%）。特别值得注意的是反置式人工肩关节置换术的比例呈快速上升趋势。同时期澳大利亚和美国的临床流行病学研究的结论与此相似：应用反置式人工肩关节置换术治疗老年性复杂肱骨近端骨折日益普遍。目前认为肱骨近端骨折的治疗方案应根据患者年龄、骨折类型、骨质疏松程度以及对伤后肩关节恢复的要求，结合医生的经验和技术进行综合考虑，个体化制订。

　　绝大多数肱骨近端骨折是孤立的骨折，Court Brown 等报道该类骨折的病例中 90% 是孤立性损伤，9.6% 的病例合并其他部位骨折，较为常见的是桡骨远端骨折（3%）、股骨近端骨折（2%）等。

　　肱骨近端骨折可以向肱骨干方向延伸（图 1-1）；也可能伴随肩关节骨折或同侧肩胛带骨折，如肩盂缘骨折、肩胛颈骨折（图 1-2）、喙突骨折等。

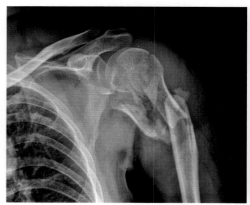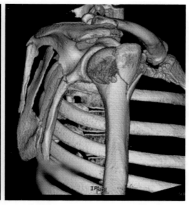

图 1-1　男性，50 岁，车祸伤，肱骨近端骨折延及肱骨中上段　　图 1-2　男性，50 岁，车祸伤，肱骨近端骨折伴随肩胛骨骨折

肱骨近端骨折合并动脉损伤少见，主要发生于腋动脉，骨折向内侧严重移位、患者年龄 > 50 岁和臂丛神经损伤是发生血管损伤的高危险因素。肱骨近端骨折患者可伴随神经损伤（图 1-3、图 1-4），最常见的是腋神经损伤和肩胛上神经损伤。特别值得注意的是腋神经损伤的发生率与骨折类型、患者伤时年龄密切相关。

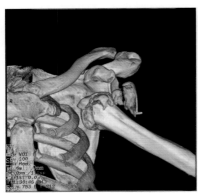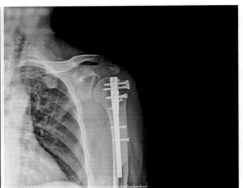

A. 男性，53 岁，左肱骨近端骨折脱位　　B. 髓内钉固定术后，肌电图显示臂丛神经损伤累及上、中下干

图 1-3　肱骨近端骨折伴随臂丛神经损伤

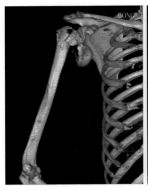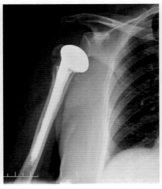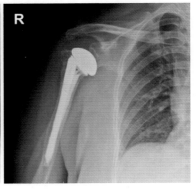

A. 女性，72 岁，肱骨近端骨折脱位，人工肩关节置换术后，术前腋神经损伤诊断明确　　B. 术后即刻：人工肩关节半脱位　　C. 经保守治疗后，三角肌肌力恢复，人工肩关节恢复正常的盂肱关节对合关系

图 1-4　肱骨近端骨折伴随腋神经损伤

随着年龄的增长，肩袖结构的生理性退变程度增加，并与肱骨近端骨折发病年龄的分布高度相关。肱骨近端骨折伴随的急性肩袖损伤不容忽视，其发生率与检查手段、患者年龄及骨折类型有关。Gallo 等对 30 例肱骨近端骨折患者采用磁共振成像（MRI）检查肩袖组织损伤情况，结果发现有 12 例患者存在全层或部分的肩袖损伤。Fjalestad 等对肱骨近端骨折患者术前行 MRI 检查，结果发现 76 例患者中有 22 例存在肩袖全层撕裂，其中 14 例发生在冈上肌，8 例发生在肩胛下肌。国内庄澄宇医生报道：肱骨近端骨折合并肩袖撕裂的患者约占损伤人数的 24.8%，且随着年龄的增加，肩袖损伤的概率逐渐升高，肱骨近端骨折 Neer 分型中三部分大结节骨折常合并急性肩袖全层撕裂。据此建议对老年性肱骨近端骨折患者术前采用 MRI 检查诊断肩袖是否发生损伤，术中需要对撕裂的肩袖进行修补。

我国肱骨近端骨折的发病率也呈现上升的趋势。张英泽等对 2003—2007 年河北医科大学第三医院肱骨近端骨折的流行病学调查结果显示：肱骨近端骨折约占成人肱骨骨折的 39.7%。刘磊等对此研究进行了跟踪研究，发现肱骨近端骨折发病率呈上升趋势，占成人肱骨骨折的 45.2%，占所有骨折的 2.3%；骨折高发年龄为 51～60 岁，并以女性患者为主，骨折高发类型以简单无移位骨折为主（AO 11A 型）为主，但是移位的肱骨近端骨折（AO 11B 型和 AO 11C 型）的比例有增长的趋势。刘磊等还研究发现，肱骨近端骨折发病率呈现地区差异，东部地区女性患者比例、发病年龄和严重移位的骨折（AO 11C 型）发病率均高于西部地区。

第2章 肱骨近端骨折髓内钉治疗相关临床解剖学

一、骨性结构

肩部主要由盂肱关节、肩锁关节、胸锁关节和肩胸关节四大关节组成。肱骨近端是盂肱关节的一部分。盂肱关节由肱骨头和肩关节盂构成，是人体活动范围最大的关节。肱骨头的半球形关节面与梨形的肩关节盂相匹配，肱骨头面积大，肩关节盂面积小，肩关节盂对肱骨头活动的限制小，这样独特的匹配关系为其几乎360°的活动范围提供了条件。人体肱骨头的骨化中心、大结节骨骺、小结节骨骺在20~23岁融合形成干骺端，由此肱骨头与肱骨大结节、小结节及干骺端共同构成肱骨近端。肩峰为肩胛冈外侧端向前向外的延伸部分，覆盖肱骨头。喙突是肩胛骨向上、向内延伸然后向前、向外弯曲的突起。肩峰、喙突以及连于二者的喙肩韧带共同构成"喙肩弓"，防止肱骨头向前上方"逃逸"。

二、软组织结构

盂肱关节独特的骨性结构对肱骨头活动的限制不足，因此需要周围的软组织结构增加其稳定性，包括盂唇、盂肱韧带、肩袖肌腱等。盂唇是肩关节盂周围一圈的纤维软骨盘，扩大了关节盂的关节面。关节囊起源于内侧关节盂表面并球形包裹盂肱关节。盂肱韧带包括盂肱上韧带、盂肱中韧带、盂肱下韧带，位于盂肱关节的前方，是肩关节前方的重要稳定结构。肩峰下滑囊位于肩峰、喙肩韧带和三角肌的下方，肩袖和肱骨大结节的上方。

三角肌是肩部最丰厚的肌肉，主要功能为使肩关节外展，三角肌前束参与肩关节前屈、内旋运动，三角肌后束参与肩关节后伸、外旋运动。肱二头肌长头肌腱是肩关节的重要组成部分，起于盂上结节和上盂唇，其腱性部分长约9cm，位于结节间沟内。

肩袖是起于肩胛骨，止于肱骨的大结节、小结节的一组包裹肱骨头的肌腱复合体，包括肩关节前方的肩胛下肌、上方的冈上肌、后方的冈下肌和下方的小圆肌。肩袖的主要作用为维持肩关节的稳定性并参与肩关节活动。尽管肩袖由4块独立的肌肉组成，但它的结构非常复杂。肩胛下肌起于肩胛下窝，其止点位于肱骨小结节，位于肩胛骨前方，主要功能为控制肩关节的内旋、内收运动。冈上肌的起止点分别为肩胛骨的冈上窝和肱骨大结节前上方，其作用主要为辅助三角肌参与肩关节外展活动。冈下肌和小圆肌起点位于肩胛骨冈下窝、肩胛骨外侧缘背面，其止点分别位于肱骨大结节中部和下部，其作用主要为外旋肩关节。

肩袖损伤是髓内钉（第一代、第二代髓内钉）治疗肱骨近端骨折时常见的并发症，多为医源性的肩袖肌腱损伤。近期的一项研究表明，在平均年龄为60岁（范围20~89岁）的病例中，第三代髓内钉术后冈上肌损伤少见（12.5%），不高于文献报道的一般人群（16%）；而术后肱二头肌长头腱损伤的发生率为20%，半数病例是由技术错误所致。

三、神经

腋神经是臂丛神经后束的分支，当其下行穿过肩胛下肌后便与旋肱后动脉伴行穿过四边孔，绕肱骨外科颈至三角肌深面，穿出四边孔后分为前、后运动分支,分别支配三角肌和小圆肌,并为上臂和肩部外侧提供感觉神经支配。腋神经损伤时表现为三角肌萎缩,上臂无法上举和外展,上臂和肩部外侧皮肤感觉障碍。先前的解剖学研究已经证实肩峰外侧缘与腋神经之间的平均距离约为 6 cm。Clavert 等人在髓内钉治疗肱骨近端骨折的解剖学研究发现,交锁螺钉与腋神经之间的最短距离为 20.13 mm。即使这个距离看起来是安全的,但操作时钝性分离以减小腋神经损伤的风险仍是必要的。

肩胛上神经起于臂丛的上干,向外上方行走,经斜方肌及肩胛舌骨肌的深面,至肩胛切迹处,与肩胛上动脉邻接。肩胛上神经经肩胛横韧带下方及肩胛上切迹入冈上窝,继而伴随肩胛上动脉一起绕行肩胛冈外侧缘转入冈下窝,支配冈上肌、冈下肌和肩胛关节。该神经最易在肩胛上切迹处受损伤,损伤后主要表现为冈上肌、冈下肌无力,肩胛关节疼痛等症状。

四、血管

肱骨近端的血管供应主要由旋肱前动脉和旋肱后动脉提供,旋肱后动脉供血占肱骨头血供的 64%,旋肱前动脉占 36%。旋肱前动脉从结节间进入肱骨头,向大、小结节分支。旋肱后动脉包括从小圆肌下缘通过四边孔后经肱骨距灌注肱骨头的穿支以及在肱骨外侧骨膜的三角肌下隐窝内的多个终末支。Gerber 等人还发现胸肩峰动脉三角肌支与旋肱前动脉前外侧在肱骨近端前外侧之间形成大的动脉吻合。保留这条侧支循环有助于促进骨折愈合并降低肱骨头坏死的风险。钢板固定所需的手术入路以及钢板的放置,增加了肱骨近端前外侧血管和吻合支受损的风险,因此有报道表明钢板固定的骨坏死率达 10.8%。相比之下,Wong 等人对 385 例病例进行了系统回顾,发现髓内钉治疗肱骨近端骨折的缺血性骨坏死率仅为 4%。

五、肱骨近端几何形态

在髓内钉治疗肱骨近端骨折时，进钉点的准确定位是非常重要的。髓内钉进钉点正确与否除了关系到随后能否顺利复位肱骨头和肱骨干之间的移位，还与插钉过程中是否发生医源性肩袖损伤有关。髓内钉理想的进钉点位于肱骨头顶端、肱二头肌腱后外方、大结节和肱骨头之间的沟内侧、冈上肌腱止点内侧 1~1.5 cm 处。肱骨近端的几何形态对髓内钉的进钉点的选择、定位以及术中操作都非常重要。

1. 肱骨颈干角

肱骨干中轴线与肱骨解剖颈中轴线两线相交形成的内侧角，称为肱骨颈干角。一项三维重建的研究发现，肱骨颈干角的平均大小为 135°，78% 的肱骨颈干角为 130°~140°，但 22% 的肱骨颈干角 > 140° 或 < 130°。通常将肱骨颈干角 > 140° 定义为外翻，肱骨颈干角 < 130° 为内翻。Jeong 等人的研究发现在肱骨近端的髓内钉治疗中，肱骨颈干角的大小影响髓内钉进钉点的选择（图 2-1）。

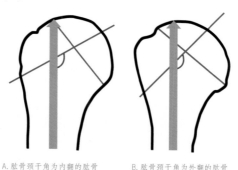

A. 肱骨颈干角为内翻的肱骨　　　B. 肱骨颈干角为外翻的肱骨

图 2-1　肱骨颈干角大小对髓内钉进钉点的影响

2. 大结节偏移（临界距离）

大结节偏移（临界距离）[greater tuberosity offset(critical distance,CD)] 即肱骨干中轴线与冈上肌腱最内侧止点之间的距离。研究表明正常 CD 值为 2.5~9.2

mm。Hertel 等人将大结节偏移分为3种形态类型：标准型、高偏移型和低偏移型（图 2-2），并指出直柄假体的置入应充分考虑 CD 值的大小，评估对冈上肌腱医源性损害的风险。随着 CD 值的减小，直柄假体的置入变得越来越困难。

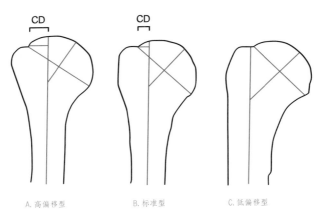

A. 高偏移型　　　　B. 标准型　　　　C. 低偏移型

图 2-2　大结节偏移的3种形态类型

3. 临界点或关键点与感兴趣区

在肱骨头和肱骨干的 CT 图像的前后位视图中，矢状轴和皮质骨边界的交点即临界点或关键点（critical point，CP）（图 2-3）；感兴趣区（region of interest，ROI）定义为轴位中最大可能的圆，以进针点为中心，以免损害 CP（图

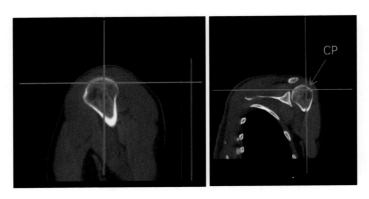

A. 重建的肱骨头及肱骨干的真实外侧　　　　B. 前后位视图

图 2-3　肱骨头及肱骨干的 CT 图像

2-4）。Euler 等将 CD 值定义为 CP 与 ROI 中心之间的距离。ROI 代表肱骨头中允许插入的最大髓内钉的直径，ROI 外缘至 CP 的最小安全距离为 3 mm，称之为骨环，当骨环完整且 > 3 mm 时，髓内钉的置入是安全的，且冈上肌止点损伤的风险较低。根据市场上不同设计的顺行直钉的型号和尺寸，肱骨近端顺行髓内钉手术所需的最小可能半径为 5 mm。因此，为了避免对冈上肌造成损伤，保证正确的固定，进钉点与 CP 间至少需要 8 mm 的安全距离。

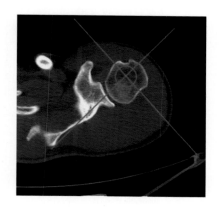

图 2-4　肱骨头及肱骨干 CT 图像的横断位视图（中心小圆圈表示 ROI）

4. 肩峰形态

目前提出的和正在研究的测量肩峰解剖和形态学的方法很多，如肩峰形态、肩峰倾斜度、肩峰指数（acromion index，AI）以及临界肩角（critical shoulder angle，CSA）等。理论上，肩峰形态对髓内钉术中操作时进钉点的选择和定位有一定的影响。

第3章 肱骨近端骨折与内固定相关的危险因素

肱骨近端骨折是人体常见的骨折类型，其中 15% ～ 20% 的患者需要进行手术治疗。然而，有较多文献报道了术后钢板位置丢失、螺钉穿出、肱骨头坏死等预后不佳的病例。其中大多数病例都与骨质疏松直接或间接相关。骨质疏松不仅被认为是危害人体健康的因素之一，也是制订骨折治疗方案的考量因素之一。

一、流 行 病 学

匈牙利对 20 年（1989—2008）的病例进行统计，发现 50 岁以上的肱骨近端骨折患者中男性的发病率从以往的 112/100 000 增加到了 141/100 000，而女性患者的发病率从 222/100 000 增加到了 383/100 000，并且预示此数值在未来会不断地上升。我国虽然没有对此的具体统计数据，但是根据国家统计局人口普查的数据来看，我国 2010—2020 年，60 岁及以上人口比重上升了 5.44 %，65 岁及以上人口比重上升了 4.63 %。与上个 10 年相比，上升幅度分别提高了 2.51％ 和 2.72％，这提示了我国老龄化的进程正在加速。在患者的性别差异上，Christian bahrs 等分析了 2006—2011 年的 815 例肱骨近端骨折的患者，其中女性人数为男性的 2 倍，而且在复杂的骨折病例中，57% 的患者为大于 60 岁的女性，比同年龄的男性患者要多出 5 倍。在连续年份中，老年患者的人数不断地增加。目前认为，肱骨近端骨折属于骨质疏松性骨折的一种类型，需要引起重视。

二、基 础 知 识

1.骨质疏松的概念及分类

骨质疏松（osteoporosis，OP）是最常见的骨骼疾病，是一种以骨量减少、骨组织微结构损坏导致骨脆性增加，易发生骨折为特征的全身性骨病。2001 年美国国立卫生研究院（National Institutes of Health，NIH）将其定义为以骨强度下降和骨折风险增加为特征的骨骼疾病，提示骨量减少是骨质疏松性骨折的主要危险因素，但还存在其他危险因素。骨质疏松可发生于任何年龄，但多见于绝经后女性和老年男性。骨质疏松分为原发性和继发性两大类。原发性骨质疏松包括绝经后骨质疏松（Ⅰ型）、老年骨质疏松（Ⅱ型）和特发性骨质疏松（包括青少年型）。绝经后骨质疏松一般发生在女性绝经后 5 ~ 10 年；老年骨质疏松一般指绝经后 20 年以上的女性和年龄在 70 岁以上的男性发生的骨质疏松。目前我国 60 岁以上人口已超过 2.6 亿（约占总人口的 18.7%），65 岁以上人口近 1.9 亿（约占总人口的 13.5%），所以骨质疏松患者的人群数量是极为庞大的。

2.骨质疏松发病机制

骨骼具备完整的层级结构，包括Ⅰ型胶原的三股螺旋结构、非胶原蛋白及沉积于其中的羟基磷灰石。力学刺激变化或微损伤贯通板层骨或微管系统，通过影响骨细胞的信号转导，诱导破骨细胞前体的迁移和分化。破骨细胞占骨细胞的 1% ~ 2%，由单核巨噬细胞前体分化形成，主司骨吸收。破骨细胞生成的关键调节步骤包括成骨细胞产生的 NF-kB 受体激活蛋白配体［receptor activator of nuclear factor-kB（NF-kB）ligand，RANKL］与破骨细胞前体细胞上的 RANKL 结合，从而激活 NF-kB，促进破骨细胞分化。破骨细胞的增生和生存有赖于成骨细胞源性的巨噬细胞集落刺激因子（macrophage colony stimulating factor，M-CSF）与破骨细胞的受体 c-fms 相结合。成骨细胞分泌的护骨因子（osteoprotegerin，OPG）也作为可溶性 RANKL 的受体，与 RANK 竞争性结合 RANKL，从而抑制破骨细胞的生成。RANKL/OPG 的比值决定了骨吸收的程度，该比值受甲状旁腺素（parathyroid hormone，PTH）、1,25-双羟维生素 D［1,25-dihydroxyvitaminD，1,25-（OH）$_2$D］、前列腺素和细胞因子等的影响。骨吸收后，成骨细胞的前体细胞能感知转化生长因子 -β$_1$（transforming growth factor-β$_1$，TGF-β$_1$）的梯度变化而被募集。成骨细胞由间充质干细胞分化而成，主司骨形成，并可随骨基质的矿化而成为包埋于骨

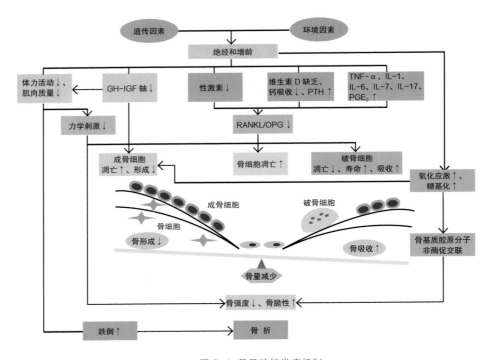

图 3-1 骨质疏松发病机制

组织中的骨细胞或停留在骨表面的骨衬细胞。成骨细胞分泌富含蛋白质的骨基质，包括Ⅰ型胶原和一些非胶原的蛋白质（如骨钙素）等；再经过数周至数月，羟基磷灰石沉积于骨基质上完成矿化。绝经后骨质疏松主要是由于绝经后雌激素水平降低，雌激素对破骨细胞的抑制作用减弱，破骨细胞的数量增加、凋亡减少、寿命延长，导致其骨吸收功能增强。增龄和雌激素缺乏使免疫系统持续低度活化，处于促炎性反应状态。炎性反应介质肿瘤坏死因子-α（tumor necrosis factor-α，TNF-α）、白介素-1（interleukin-1，IL-1）、IL-6、IL-7、IL-17 及前列腺素 E_2（prostaglandin E_2，PGE_2）均诱导 M-CSF 和 RANKL 的表达，刺激破骨细胞，并抑制成骨细胞，造成骨量减少（图 3-1）。

三、骨质疏松性骨折

1. 骨质疏松性骨折的定义

骨质疏松性骨折属于脆性骨折，是指受到轻微创伤或日常活动中即发生的骨折，是骨质疏松的严重后果。骨质疏松性骨折的常见部位是椎体、髋部、前臂远端、肱骨近端和骨盆等。

2. 骨质疏松性骨折的风险预测

国际骨质疏松基金会（IOF）有专门的自测表格（表 3-1）以及亚洲人骨质疏松自我筛查工具 OSTA。OSTA 其是基于对亚洲 8 个国家和地区绝经后妇女的研究，收集多项骨质疏松危险因素，并进行骨密度测定，从中筛选出 11 项与骨密度显著相关的危险因素，再经多变量回归模型分析，得出能较好体现敏感度和特异度的两项简易筛查指标，即年龄和体质量。计算方法是：OSTA 指数 =［体质量（kg）- 年龄（岁）］× 0.2。OSTA 主要是根据年龄和体质量筛查骨质疏松的风险，OSTA 指数与骨质疏松风险的关系见表 3-2。但需要指出，OSTA 所选用的指标过少，其特异度不高，需结合其他危险因素进行判断，且仅适用于绝经后妇女。

表 3-1 国际骨质疏松症基金会自测表

项目	编号	问题	问答
	1	父母是否曾被诊断有骨质疏松或曾经轻摔后骨折？	是 / 否
	2	父母中是否有一人驼背？	是 / 否
	3	实际年龄是否超过 60 岁？	是 / 否
	4	是否成年后因轻摔后发生骨折？	是 / 否
	5	是否经常摔倒（过去超过一次），或因身体较虚弱而担心摔倒？	是 / 否
	6	40 岁后的身高是否减少超过 3 cm？	是 / 否
	7	是否体质量过轻（BMI 值小于 19）？	是 / 否
	8	是否曾服用类固醇激素（例如可的松、泼尼松）连续超过 3 个月？（可的松通常用于治疗哮喘、类风湿关节炎和某些炎性疾病）	是 / 否
不可控因素	9	是否患有类风湿关节炎？	是 / 否
	10	是否被诊断出有甲状腺功能亢进或者是甲状旁腺功能亢进、1 型糖尿病、克罗恩病或乳糜泻等胃肠疾病或营养不良？	是 / 否
	11	女士回答：是否在 45 岁或以前就停经？	是 / 否
	12	女士回答：除了怀孕、绝经或子宫切除外，是否曾停经超过 12 个月？	是 / 否
	13	女士回答：是否在 50 岁前切除卵巢又没有服用雌 / 孕激素补充剂？	是 / 否
	14	男士回答：是否出现过阳痿、性欲减退或其他雄激素水平过低的相关症状？	是 / 否
可控因素（生活因素）	15	是否经常大量饮酒（每天饮用超过两单位的乙醇，相当于啤酒 500 g，葡萄酒 150 g 或烈性酒 50 g）？	是 / 否
	16	是否目前习惯吸烟，或曾经吸烟？	是 / 否
	17	是否每天运动量少于 30 分钟（包括做家务、走路和跑步等）？	是 / 否
	18	是否不能食用乳制品，又没有服用钙片？	是 / 否
	19	每天从事户外活动时间少于 10 分钟，又没有服用维生素 D？	是 / 否
结果判断		如果上述其中任何一题回答结果为"是"，建议做骨密度检测	

表 3-2 OSTA 指数

风险级别	OSTA 指数
低	> −1
中	−4 ~ −1
高	< −4

四、肱骨近端骨密度的问题

骨质疏松的诊断基于全面的病史采集、体格检查、骨密度测定、影像学检查及必要的生化测定。骨密度及骨测量方法较多，目前临床和科研常用的骨密度测量方法有双能 X 线吸收检测法（dual energy X-ray absorptiometry，DXA）、定量计算机断层照相术（quantitative computed tomography，QCT）、外周 QCT（peripheral quantitative computed tomography，pQCT）和定量超声（quantitative ultrasound，QUS）等。目前公认的骨质疏松诊断标准是基于DXA 测量的结果。我国已经将骨密度检测项目纳入 40 岁以上人群常规体检内容。然而，在骨密度测定的标准中，只有腰椎和髋部的测量值，没有反映肱骨近端的骨密度测量值。因此，对于肱骨近端的骨质疏松程度的评价指标值得探讨。

日本学者 Satoru Saitoh 在 1993 年发表了一篇有关比对研究肱骨近端与股骨近端的骨密度的论文。他采用双能光子吸收法（DPA）对 150 具肱骨近端标本和 190 具股骨近端标本进行骨密度测定，采用商业的机型（model DP3，Lunar Radiation Corp., Madison, Wise.）。结果显示肱骨近端的骨密度要低于股骨近端的骨密度，大约为相同位置股骨近端的 2/3；同时发现肱骨头骨密度最高的部位在关节软骨下。而后，他在 1994 年再次发表了前期论文的进一步研究，指出通过双能光子吸收法的分析和骨矿物质的分析确认，肱骨头的顶部是骨密度最高的区域，肱骨头颈部的密度大约是头部的 1/2，并且颈部松质骨的机械强度只有头部的 1/3。而且，在 60 岁以上的人群中，女性肱骨头的骨密度普遍低于男性。

Sprecher 把肱骨近端骨折患者进行分类，分为骨质疏松组和非骨质疏松组。发现在骨质疏松组中，肱骨近端各部位的骨密度均明显低于非骨质疏松组。而且，两组患者肱骨头处软骨下松质骨骨量的丢失量都少于内侧干骺端骨量的丢失量。2003 年，来自美国哈佛医学院的 Markus J.Tingart 医生在英国版的《骨与关节杂志》上发表了其独特的见解。他通过对 Tingart 指数的测定，发现肱骨近端与肱骨干交界处的平均骨皮质厚度在 4.4 ± 1.0 mm。同时通过对患者的对比，发现 70 岁以下患者此处骨皮质厚度明显高于 70 岁以上的患者。

Mather J 等在 2013 年通过 DXA 技术对肱骨近端骨皮质厚度测量值与股骨头以及腰椎的骨密度测量值进行比较研究，发现肱骨近端平均骨皮质厚度测量值与股骨的骨密度测量值之间有明显的相关性，而与腰椎的骨密度测量值之间有适度的相关性。而且，作者指出肱骨近端骨皮质平均厚度为 6 mm，此界值可以作为是否存在骨质疏松的评判标准。

Krappinger 认为术前采用 CT 检查对肱骨近端骨密度进行评估有助于优化手术中的治疗方案。他对一部分高龄的低能量损伤造成的肱骨近端骨折患者，用 CT 检查健侧的肱骨近端，同时在伤后的 6 周内采用 DXA 方法测量腰椎和股骨近端的骨密度，并通过计算建立了肱骨头 CT 的 HU 值与骨密度之间的相关性联系。作者发现局部的骨密度和老龄化有高度的相关性，而且肱骨近端骨折的老年人群的局部骨密度要比有其他肩部疾病的老年人群更低，老年女性尤为明显。

虽然 QCT 和 Tingart 指数可以作为骨质疏松的衡量指标，但是临床工作中，QCT 的检测不普遍。同时，由于骨折线的影响，Tingart 指数也会受到干扰。因此，Christian 等提出采用三角肌粗隆指数作为衡量局部骨质疏松的指标，并认为其比值小于 1.4 就可认为局部骨密度较低。Carbone 在其回顾性的研究中发现，肱骨近端骨折中存在骨质疏松的患者大概占 72.4%。而且，特定的骨折类型（干骺端粉碎、碎片嵌插、结节骨折块粉碎、骨折伴随脱位）多出现在骨质疏松患者中。

五、钢板内固定与骨质疏松

肱骨近端内侧皮质或内侧距的丢失和粉碎，是角稳定钢板固定失败的主要原因。因此，许多的学者对内侧支撑和内固定的骨折预后进行了大量的研究，一致认为，在治疗不稳定的骨折患者时，恢复内侧支撑可以很好地促进骨折的愈合，减少相关的并发症。而在没有恢复足够的内侧支撑的老年患者中，术后肱骨头发生骨质疏松的情况比较多，而由此产生的手术并发症更是会使钢板螺钉出现切割，产生复位的丢失，严重影响骨折的愈合。

老年肱骨近端骨折患者中，骨质疏松会影响锁定钢板的内固定效果，导致失败而需要进行翻修手术。Gotz 等对 PHILOS 钢板的骨水泥增强螺钉组和常规螺钉组进行对比，发现骨水泥增强螺钉组在内翻应力实验中明显优于对照组，因此可以作为骨质疏松骨折的治疗优选方案之一。在骨质疏松的肱骨近端骨折患者中，年龄这一因素的影响很大，高龄的患者通常会有骨折移位或螺钉固定失效的问题。Carbone 等发现，这些患者出现术后并发症的时间，有一个关键的节点，一般在术后 3 个月内，内固定失效的问题比较集中（图3-2），而术后 6 ~ 18 个月，出现并发症的病例相对较少。所以，对于骨质疏松的肱骨近端骨折，当选择内固定时，术后的 3 个月对骨折的愈合就显得尤为重要。

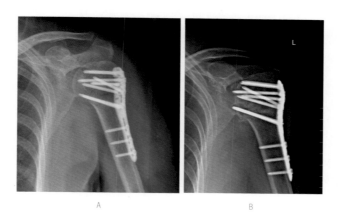

图 3-2　术后 3 个月螺钉出现问题，顶入盂肱关节

六、围手术期骨质疏松的管理

髋部和腰椎骨折的患者通常会重视骨质疏松这个问题，而对于肱骨近端骨折的患者进行骨质疏松治疗，很少得到重视。有韩国学者对近 20 万例 50 岁以上的患者进行调查，其中包括髋部、脊柱和肱骨近端骨折的病例，发现在骨折后进行诊断性骨扫描的肱骨近端骨折患者只有 12.6%，而髋部和脊柱骨折患者占 27% 左右。接受骨质疏松治疗的肱骨近端骨折患者占同类的 5.5%，同时进行过骨扫描和骨质疏松治疗的患者只占到同类骨折患者中的 1.6%。该

学者还发现 50 ~ 69 岁年龄段患者对骨质疏松的治疗意识不如 70 岁以上的患者强。

文献报道，在下肢胫骨骨折术后 3 个月时，胫骨近端的骨密度平均会丢失 14%。同样，肱骨近端与胫骨近端相类似，都是松质骨的结构，因此其术后的抗骨质疏松治疗也需要被重视。Kolios 认为在骨质疏松性骨折的治疗中，使用预防剂量的雌激素和阿仑膦酸盐类的药物不会影响骨折的愈合。也有学者采用荟萃分析对术前使用二磷酸盐类药物是否会影响骨折的愈合进行了研究，对早期给予二磷酸盐类药物的利弊进行了分析，在 2 888 例患者的随机对照中，发现在术后 3 个月内使用二磷酸盐类药物的患者与不使用该类药物的患者在影像学表现上无差异，但是在术后 12 个月的骨密度测定中，早期服用药物的患者髋部骨密度的数值明显高于对照组。所以在术后早期进行骨质疏松的治疗利大于弊。而对于原有的骨质疏松的患者来说，Singh 的研究表明药物的治疗能够明显减少肱骨近端骨折的发生率。

总之，骨质疏松作为肱骨近端骨折内固定失败的主要因素，越来越需要引起骨科医生的重视。

第**4**章 肱骨近端骨折髓内钉生物力学

一、肩关节生物力学

盂肱关节独特的球窝结构增加了其活动度，但同时也减小了稳定性。盂唇环绕肩盂，将球窝深度增加了50%，增加了稳定性。盂唇在垂直方向上使肩盂与肱骨头关节面增加75%，在水平方向上增加57%。由于骨性限制较少，因此肩关节周围的肌肉和韧带提供了大部分稳定性。肩袖肌腱起着稳定器和减压器的作用。肩袖直接作用于肱骨头，向肱骨头施加压力，肱骨头与肩盂及盂唇匹配，产生中心效应。由于盂唇会随着压力的增加而产生形变，因此两侧压力会不成正比，加上三角肌力的作用，会产生偏心剪切力，肩袖肌腱则能调整张力，进而调整盂肱关节压力，对偏心剪切力起到中和作用，达到力偶平衡的效果，让所产生的合力方向指向关节盂的中心，使肩关节能够在活动范围内的任意空间位置保持稳定性。韧带是肩关节大角度运动的主要稳定结构，随着肩关节外展、外旋位置的变化，盂肱韧带所起到的稳定作用不同。肩关节0°外展位时，盂肱上韧带是防止肱骨头向前下方脱位的主要稳定结构；多数研究认为，在肩关节外展45°~60°并极度外旋时，盂肱中韧带是前方稳定结构；肩关节外展90°并极度外旋时，盂肱下韧带成为防止肱骨头向前下方脱位的主要稳定结构。

肩关节的运动包括肩胛骨的运动和盂肱关节的运动，由二者相互协调完成。肩胛骨的运动主要受菱形肌、肩胛提肌、斜方肌、前锯肌等外组肌肉控制；而三角肌、肩袖、大圆肌、背阔肌、肱二头肌等内组肌肉控制盂肱关节的运动。当肩关节运动时，内外组肌肉共同作用，调整肩胛骨（肩盂）和肱骨头的方向，使二者始终保持相互匹配的位置。Rowe 把二者关系形象地比喻成"球在海豹鼻子上"的关系，当"球"（肱骨头）移动时，"海豹"（肩胛骨和肩盂）随之移动以维持平衡。

二、髓内钉生物力学

肱骨近端髓内钉固定的生物力学特性不同于钢板固定，但对于哪种固定方式更有生物力学优势仍存在争议。Foruria 和 Edwards 等人均在肱骨近端骨折模型上评估了以上两种固定方式的旋转稳定性，研究发现钢板固定的抗旋转稳定性更高。然而，Lill 等的研究表明中心固定的髓内固定能提供的更高的刚度和抗内翻移位的稳定性。Füchmeier 等的研究也发现髓内钉固定比钢板固定更稳定。Yoon 等比较了多种内固定物的稳定性，发现髓内钉螺旋刀片是固定肱骨近端最稳定的内固定结构（但对骨质疏松患者效果不佳），其次是髓内钉螺钉结构，再次是 4.5 mm 锁定钢板，最后为 3.5 mm 锁定钢板。这些研究发现，与钢板固定相比，中心固定的肱骨近端髓内钉固定显示出了更佳的刚度和失效载荷值。

已有多项研究表明骨质疏松、内翻骨折、内侧壁粉碎、内侧柱支撑不足是骨折复位丢失的独立危险因素。因此，预防内侧塌陷、肱骨头内翻是所有固定方式亟须解决的关键问题之一。在这方面，中心固定的髓内钉固定与偏心固定的钢板固定相比，具有一些明显的生物力学优势。正确置入髓内钉后，髓内钉近端固定于肱骨头软骨下骨（肱骨头表面下 2~3 mm），此处骨密度较高，能增强内固定强度，起到"第五锚定点"的作用。Euler 等的研究表明，顺行髓内直钉在"第五锚定点"作用下，能有效抵消冈上肌内翻拉力，有利于减少继发性内翻移位的发生，使因内翻而失败的风险降低。值得注意的是，颈干角、CD、完整的骨环对髓内钉"第五锚定点"非常重要，如果进钉点太偏外或骨质量差，可能导致固定不足。

髓内固定也被证明能为内侧柱提供足够的支撑。对于内侧柱粉碎的老年骨质疏松患者，有学者使用钢板固定取腓骨植骨的方式加强内侧柱的支撑。然而，这对骨折断端的松解和破坏较大，对局部的血供破坏大，可能影响骨折愈合。此外，肱骨近端髓内同种异体骨的成功愈合与髓腔内密质骨的完全填充有关，一旦内固定失败需行翻修手术或关节置换术，将非常困难。而髓内钉固定能避免这个问题，既能为内侧柱提供支撑，也不需植骨。

以 Multiloc 为代表的第三代髓内钉具有一些特殊生物力学特点的设计，包括直的进钉点，多平面、多方向的近端螺钉锁定固定，斜行肱骨距螺钉以及"钉中钉"。直行钉进针点偏内，经过冈上肌腹，避免了手术对冈上肌腱的医源性损伤；第三代髓内钉在设计上更重视大、小结节的固定，提供多平面、多方向的近端螺钉锁定固定。Rothstock 等的生物力学研究表明 Multiloc 髓内钉的"钉中钉"及肱骨距螺钉组合能提供旋转和轴性稳定，可以增加骨折的稳定性，能有效对抗肱骨头移位和内翻畸形，但 Katthagen 等的研究却表明肱骨距螺钉在髓内钉固定中并不能提供额外的机械效益。关于肱骨距螺钉在髓内钉固定中的具体临床结果和生物力学特点还需进一步的研究。

第 **5** 章　肱骨近端骨折的病理生理及临床分型

一、病理机制

肱骨近端骨折的确切损伤机制很难确定,肱骨近端骨折好发于老年女性,这些患者均存在程度不一的骨质疏松,致伤原因以低能量损伤为主。Edlson认为肱骨近端骨折或肩关节前脱位源于同一损伤机制,与跌倒后的人体出于自我防御的反射性保护动作有关。在外力作用下,当肱骨头与肩胛盂或肩峰发生撞击,骨折的类型取决于上臂相对于躯干的位置。例如,上臂处于内收位,可导致典型的肱骨外科颈骨折或肱骨头劈裂骨折;上臂处于外展的位置,可导致外展嵌插移位;上肢处于内收内旋位,可能导致肱骨近端骨折后脱位,与此相反,常见的肩关节前脱位或肩关节骨折前脱位与伤时肢体处于外展、外旋位有关。

结节骨折有多种损伤机制,包括跌倒时的直接撞击及结节撞击肩胛盂边缘或肩峰时的剪切机制;也可能由肩袖肌腱拉扯而发生结节撕脱骨折。大结节骨折常因前脱位时大结节撞击肩盂边缘发生。而单纯小结节骨折更为少见,仅占肱骨近端骨折的 2%。

大结节骨折的损伤机制:①跌倒时肱骨头和肩峰或肩胛盂直接撞击;②肩关节前脱位时,肱骨近端与肩胛盂边缘之间发生撞击;③肩袖肌腱直接牵拉。

较为少见的情况是年轻患者因车祸或高处坠落等发生高能量损伤时患肢内收、屈曲、内旋，受轴向向后外力，或者在被电击、癫痫发作等时，由于肩关节内旋肌群（胸大肌、背阔肌、肩胛下肌、大圆肌）作用的合力远大于外旋肌群（小圆肌、冈下肌），肌肉不受意识控制地剧烈收缩，引起肱骨头内旋、肱骨头向后脱位，导致肩关节后脱位或骨折后脱位（图5-1）。

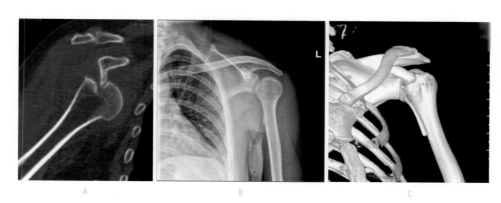

图 5-1　肩关节后脱位及骨折后脱位

二、常用临床分型

骨折分型对诊断和治疗方法的选择至关重要。目前，常用的肱骨近端骨折分型系统包括 AO/OTA 分型、Neer 分型、LEGO 分型和 Resch 分型等，其中最常用的是 Neer 分型。

（一）AO/OTA 分型

AO 基金会 / 美国骨科创伤协会（AO Foundation/Orthopaedic Trauma Association，AO/OTA）骨折分型是一个广泛应用并被普遍接受的分类系统。在 1996 年，基于 Müller 的长管状骨骨折分类系统的原则和命名，AO 基金会和美国骨科创伤协会首次在期刊发表了该分型，包括了所有的四肢骨折、骨盆骨折和脊柱骨折，并于 2007 年，第一次发表了修订版（第二版），在 2018 年，发表了最新的修订版（第三版）。对于肱骨近端骨折，主要的变化是，为了方便临床医生对术语单处和两处（unifocal and bifocal）骨折的理解，结合并加入了 Neer 分型。肱骨近端的编号为 11。包括 1 个结节或干骺端（单处骨折或 Neer 二部分骨折）的肱骨近端骨折为 11A 型骨折；包括 1 个结节和干骺端（单处骨折或 Neer 三部分骨折）的肱骨近端骨折为 11B 型骨折；包括肱骨解剖颈的关节内骨折为 11C 型骨折。再进一步分成 3 组及各种亚组（图 5-2 ~ 图 5-5）。

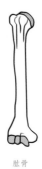

肱骨

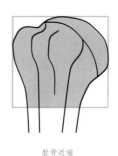

肱骨近端

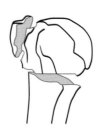

11A：关节外，单处，
二部分骨折

11B：关节外，双处，三部分骨折

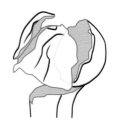

11C：关节内，四部分骨折

图 5-2　肱骨近端骨折的 AO/OTA 分型

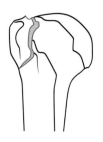

11A1.1：大结节骨折

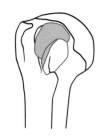

11A1.2：小结节骨折

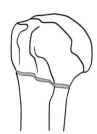

11A2.1：简单外科颈骨折

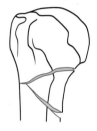

11A2.2：楔形外科颈骨折

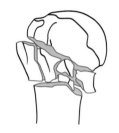

11A2.3：多骨折块外科颈骨折

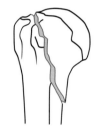

11A3：关节外垂直形骨折

图 5-3　肱骨近端骨折的 AO/OTA A 型

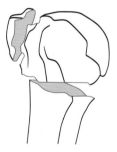

11B1.1：外科颈、大结节骨折

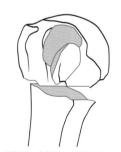

11B1.2：外科颈、小结节骨折

图 5-4　肱骨近端骨折的 AO/OTA B 型

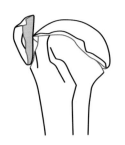

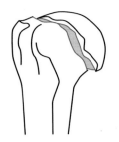

11C1.1：解剖颈外翻嵌插四部分骨折　　　　11C1.3：孤立性解剖性颈骨折

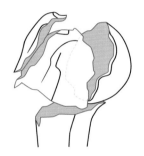

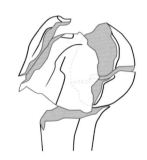

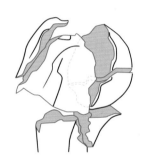

11C3.1：解剖颈骨折合并干骺端骨折，伴多骨折块的干骺端骨折、完整的关节面　　11C3.2：解剖颈骨折合并干骺端骨折，伴多骨折块的干骺端骨折、关节面骨折　　11C3.3：解剖颈骨折合并干骺端骨折，伴多骨折块的干骺端骨折，伴骨干延伸和关节面骨折

图 5-5　肱骨近端骨折的 AO/OTA C 型

（二）Neer 分型

1970 年，Neer 基于 Codman 于 1934 年将肱骨近端分为 4 个部分（大结节、小结节、肱骨头和肱骨干）的分型方法，将肱骨近端骨折分为 6 个类型组（图 5-6）。该分型中定义的骨折是否存在移位的判断标准为：骨折块之间成角 > 45°或移位 > 1 cm，而不是骨折线的多少。据此，按受累及的骨折块数量将骨折分为一、二、三和四部分骨折。根据肩关节脱位的方向，分为前脱位和后脱位。对于肱骨头压缩骨折，其压缩程度分为 < 20%、20% ~ 45% 和 > 45%。肱骨头劈裂骨折不是指连于大结节或小结节骨折块上的小部分肱骨头（劈裂体积 < 10% 或 15%），而是指肱骨头关节面劈裂成几个部分。尽管其观察者之间的可信度差，Neer 分型仍然是最广泛使用的肱骨近端骨折分型系统。

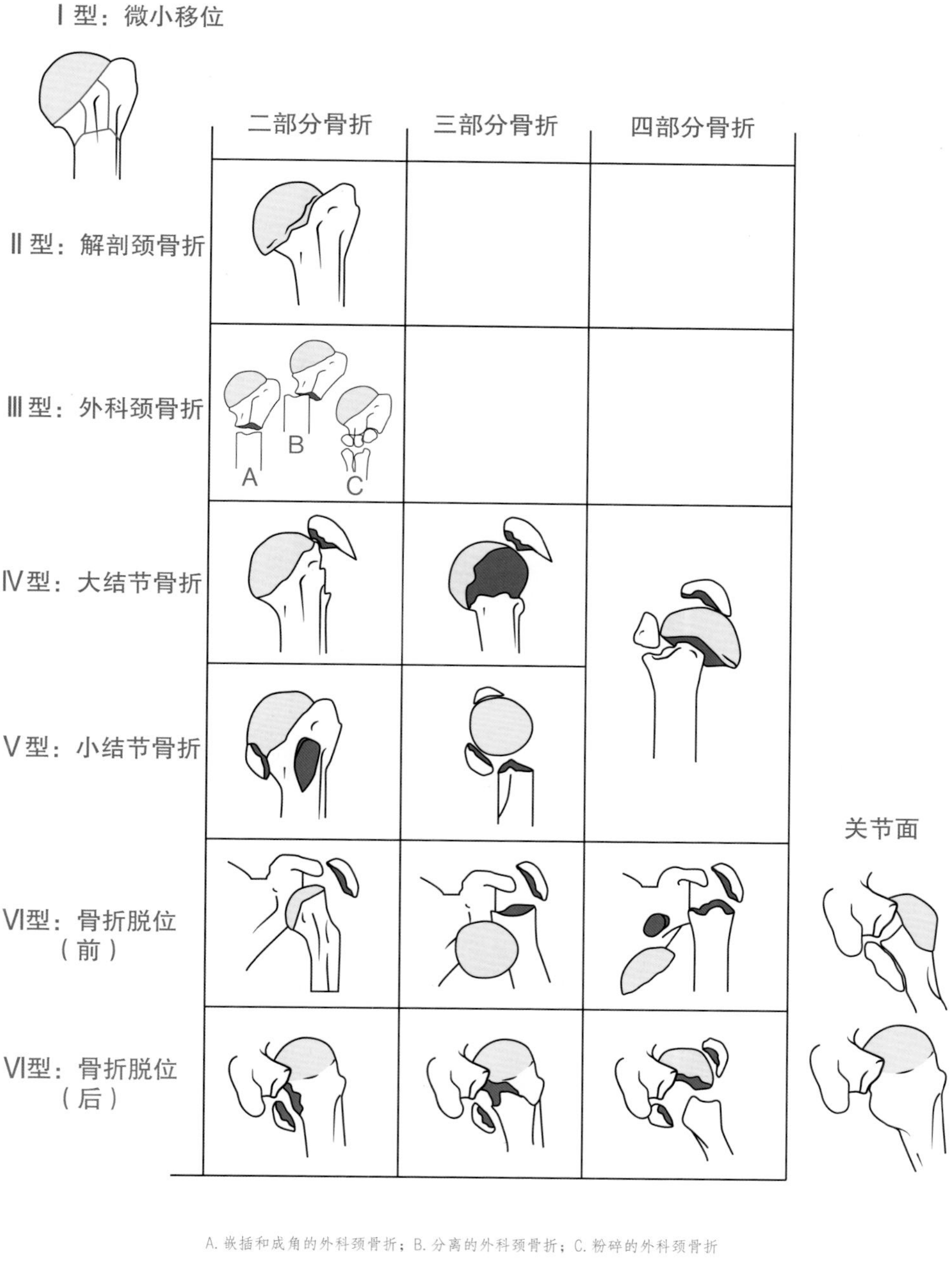

Ⅰ型：微小移位

	二部分骨折	三部分骨折	四部分骨折
Ⅱ型：解剖颈骨折			
Ⅲ型：外科颈骨折	A B C		
Ⅳ型：大结节骨折			
Ⅴ型：小结节骨折			
Ⅵ型：骨折脱位（前）			
Ⅵ型：骨折脱位（后）			

关节面

A. 嵌插和成角的外科颈骨折；B. 分离的外科颈骨折；C. 粉碎的外科颈骨折

图 5-6　肱骨近端骨折的 Neer 分型

（三）LEGO 分型

Hertel 等研究发现后内侧干骺端肱骨头的延伸长度（X 线片上关节面骨折块从头颈结合部到内侧皮质的下方区域的测量值）是肱骨近端骨折后肱骨头缺血的预测因素，提出了肱骨近端骨折的 LEGO 分型（图 5-7）。该分型着重描述各部分骨折之间骨折线的位置及骨折块的组合和数量。LEGO 肱骨近端骨折分型源于 Codman 肱骨近端四部分（大结节、小结节、肱骨头和肱骨干）概念，与 Neer 分型的定义不同，只要在影像学上有骨皮质不连续，就可以认为是骨折的一部分。分型的准确性建立在肱骨近端创伤系列拍片。在 LEGO 分型中不包括肱骨的内翻或外翻。与 Neer 分型相比，LEGO 肱骨近端骨折分型更重视肱骨内侧距，Hertel 提出，与肱骨头相连的后内侧距长度和粉碎程度与肱骨头血供关系密切。借助内侧距移位和粉碎程度（干骺端延伸小 < 8 mm，内侧铰链移位 >2 mm）可以间接判断肱骨近端骨折后肱骨头血供的破坏程度和内固定的稳定性。当同时存在解剖颈骨折、短的后内侧肱骨距（干骺端头的延伸长度 < 8 mm, 图 5-8）和内侧铰链断裂（移位 > 2mm, 图 5-9），其肱

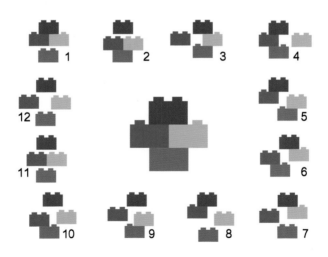

图 5-7 肱骨近端骨折的 LEGO 分型

注：肱骨近端骨折的 LEGO 分型有 5 个基本的骨折面，由此派生出 12 个不同组合骨折类型。
基本骨折面分为大结节和肱骨头、大结节和肱骨干、小结节和肱骨头、小结节和肱骨干以及小结节和大结节之间。
肱骨近端骨折分成两个骨折块的形式有 6 种（图中的 1～6）；肱骨近端骨折分成三个骨折块的形式有 5 种（图中的 7～11），肱骨近端骨折分成四个骨折块的形式只有 1 种（图中的 12）。

骨头缺血的阳性预测值达到 97%。虽然有这些发现，但 Bastian 和 Hertel 后来发现，肱骨近端骨折后早期的肱骨头缺血并不一定会最终发展为坏死塌陷，解剖复位和坚强固定有利于肱骨头血供重建。对于年轻的肱骨近端骨折脱位患者，保留肱骨头的切开复位内固定术仍值得考虑：解剖复位和坚强固定有利于骨的爬行替代和血管的再长入。

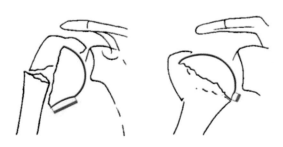

图 5-8 内侧干骺端肱骨头延伸的长度越长，肱骨头的灌注越好

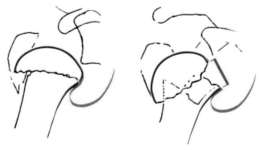

图 5-9 内侧铰链的完整性是肱骨头缺血和复位的可行性的一个预测因素

（四）Resch 分型

Resch 根据骨折的损伤机制和病理生理特点，将肱骨近端骨折分为内翻型和外翻型损伤，是对 Neer 分型的一个有效的补充，特别是有助于我们利用逆损伤机制进行复位和固定以及选择手术方式。内翻型损伤：肱骨头与骨干处发生骨折，肱骨头处于内翻状态，此时肩袖止点完整；根据干骺端的移位情况，再分为内翻分离型（图 5-10）和内翻嵌插型（图 5-11）。外翻型损伤：骨折时肱骨头嵌插于干骺端，大、小结节常处于正常的长轴位置且有较完整

的与骨干相连的骨膜；根据肱骨头外移的程度，再分为外翻嵌插型（图5-12A）和外翻分离型（图5-12B）。不管是内翻型还是外翻型损伤，嵌插型的内侧铰链基本完整，有利于保护正常血供；分离型的原始血供损伤较严重，肱骨头发生缺血性坏死的可能性增大。内翻型骨折颈干角变小，愈合后可继发肩峰撞击，出现肩痛；外翻型骨折因肱骨头嵌插而致颈干角增大，肱骨大结节相对外移，肩袖张力增加，后期可继发肩峰撞击和肩袖损伤。

Resch肱骨近端骨折分型（2011）传承Hertel两个概念：①肱骨内侧距完整性和长度；②移位程度。他认为肱骨头与肱骨干之间的移位程度间接反映了软组织合页的损伤程度，据此可以间接判断伤后肱骨头血供。其分型特点是根据肱骨头和干骺端之间关系（颈干角大小），将肱骨近端骨折分为内翻型和外翻型损伤两大类。根据冠状面的影像学移位特点，把肱骨头和肱骨干骺端之间移位分为压缩型、分离型、中立型。压缩型肱骨近端骨折为肱骨头和肱骨干之间互相嵌插，大结节位置良好；分离型肱骨近端骨折为外侧肱骨头和肱骨干之间距离加大，肱骨干和肱骨头与大结节之间距离加大。根据肩胛骨平面影像学移位特点，把肱骨头和肱骨干骺端之间移位分成前倾，后仰及中立。具体而言，内翻分离型肱骨近端骨折移位特点：①冠状面，肱骨头内翻，与肱骨干分离；②矢状面，肱骨头位于肱骨干后方。内翻压缩型骨折移位特点：①冠状面，肱骨头内翻，与肱骨干内侧压缩，在肱骨干外侧无移位；②矢状面，肱骨头和肱骨干之间成角，但是没有分离。外翻压缩型肱骨近端骨折移位特点：①肱骨头与肱骨干之间压缩；②矢状面无明显的成角畸形，可伴随大结节和（或）小结节骨折。外翻后外侧压缩型肱骨近端骨折移位特点：①肱骨头和肱骨干之间压缩性骨折；②肱骨头和骨干之间向前成角；③肱骨头向外移位伴后倾。

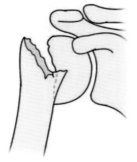
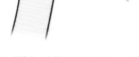
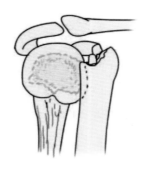

A.冠状面：肱骨头处于内翻位，与肱骨
干完全分离

B.矢状面：肱骨干位于肱骨头前方

图 5-10 内翻分离型骨折

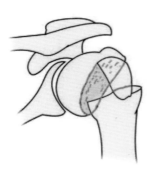
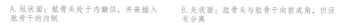
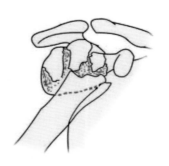

A.冠状面：肱骨头处于内翻位，并嵌插入
肱骨干的内侧

B.矢状面：肱骨头与肱骨干向前成角，但没
有分离

图 5-11 内翻压缩型骨折

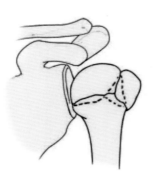
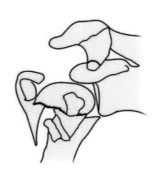

A.外翻压缩型，无肱骨头外移

B.外翻分离型，有肱骨头外移

图 5-12 外翻型骨折

三、与肱骨近端骨折相关的合并损伤

过往研究显示，与肱骨近端骨折相关的肩袖损伤、肩盂骨折临床上并不少见，但容易被忽视，在治疗上应从整体观念出发，认识到软组织性结构和肱骨近端骨折同等重要。

1. 肩袖损伤

肱骨近端骨折发生时可伴有盂肱关节和肩峰下间隙的软组织损伤，如肩胛盂缘上唇自前向后的撕脱（superior labrum anterior and posterior，SLAP）、肩关节盂唇前下方在前下盂肱韧带复合体附着处的撕脱性损伤（Bankart 损伤）、肱二头肌长头腱（long head of biceps tendon，LHBT）损伤以及肩袖撕裂（rotator cuff tear，RCT）。肱骨近端骨折好发于老年人，值得注意的是，该组人群也是肩袖退行性变的高发人群。Milgrom 等对 90 例 30 ~ 99 岁无症状的成人进行肩关节超声检查，结果显示 60 岁、70 岁、80 岁的研究对象中分别有 28%、50%、80% 存在肩袖退行性变。这些肩袖退行性变的患者可能并没有任何症状，但是迄今尚不清楚这些无症状性肩袖退行性变患者在肱骨近端骨折后是否会出现相关临床症状。有研究发现，疏忽对肩袖损伤的治疗是部分肱骨近端骨折复位良好但最终疗效一般的原因之一。

2. 肩盂骨折

在肱骨近端骨折伴肩关节前脱位的同时可发生肩胛盂前缘骨折（骨性Bankart 损伤）。该骨折块常与盂肱韧带关节囊复合体相连，若不予以处理，易导致部分肩关节前向不稳定。

第 6 章

肱骨近端髓内钉设计
反思和今后发展

第三代肱骨近端髓内钉在设计上着重解决了以下问题。①肩袖：避免插入髓内钉过程中出现医源性冈上肌腱损伤，固定大结节骨折以利于术后肩袖功能的发挥；②骨量：改善螺钉对骨质疏松性肱骨近端骨折的把持力，维持复位至骨折愈合。但是由于个体解剖差异大，手术操作难度高，第三代肱骨近端髓内钉设计初衷和实践之间还是存在较大的鸿沟，肱骨近端骨折理想的内固定方法仍然在探索中。

一、个体解剖差异和髓内钉不匹配

（一）评判髓内钉手术安全性影像学指标

评判髓内钉手术安全性影像学指标，主要看以下三点。

1.临界点

临界点（CP）指肩关节正位片中肱骨头软骨面和大结节骨皮质相交点，对应于冈上肌腱。

2.临界距离

临界距离（CD）指肱骨头最高点和 CP 之间的距离。CD 值的大小和个体解剖有关，是评判髓内钉手术安全性的参数。CD 值减去髓内钉的直径相当于髓内钉外侧软骨环的完整程度或者是髓内钉固定的安全距离。如果 CD 值过小，即使髓内钉位置正确，也容易在手术过程中损伤冈上肌腱并影响内固定稳定性，导致术后发生复位丢失（图 6-1）。

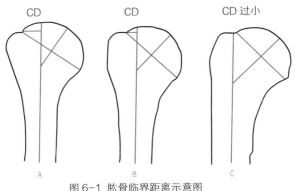

图 6-1 肱骨临界距离示意图

3.肩峰指数

肩峰指数（AI）这一概念首先由 Nyffeler 等提出，它直接反映了肩峰横向延展度。肩峰向外侧延伸越长，AI 越高。有研究发现：肱骨近端骨折运用髓内钉治疗时，AI 大小与性别、年龄、手术时间无明显相关性。AI 越小，术中出血量越少，骨折愈合时间越短；AI 越大，术中出血量相对较多，骨折愈合时间稍长。AI 较大的患者，术后 ASES 评分及 Constant 评分较高，术后功能活动（前屈上举、外展及外旋）较好；相反，AI 较小的患者，术后 ASES 评分及 Constant 评分相对较低，术后功能活动（前屈上举、外展及外旋）相对较差。

（二）髓内钉的进钉点：肩袖损伤和近端稳定机制破坏

插入髓内钉后，近端直型髓内钉需要周围至少有 5 mm 宽的完整软骨环，才能保证通过压配方式固定至肱骨近端的髓内钉获得初始稳定。Euler 利用 CT 重建技术在 400 例欧美人群的肩关节上模拟利用目前最细的髓内钉（近端直径：9.5 mm；髓腔锉直径：10 mm）治疗肱骨近端骨折，结果发现接近

38.5%（154 / 400）的肩关节属于髓内钉和关节软骨面边缘距离小于 8 mm 的危险类型，这些患者在髓内钉手术过程中易损伤冈上肌腱内侧止点并导致围绕髓内钉的软骨环完整性破裂。

以常用的 Trigen 肱骨近端髓内钉为例。Trigen 髓内钉近端呈梯形，横切面较大（10.5 mm × 12 mm），相应的近端髓腔锉直径为 12.5 mm，要求 CD 值在 10 mm 以上，所以对于肱骨头较小的患者可能选择锁定钢板治疗理论上更为合适。对肱骨头较小的二部分外科颈骨折的患者采取闭合复位后直接插入髓内钉固定的微创手术方法有潜在的医源性肩袖损伤风险和发生髓内钉切割肱骨头导致复位丢失的风险（图 6-2、图 6-3）。

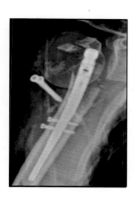

图 6-2　髓内钉术后复位丢失：髓内钉切割肱骨头，近端螺钉松动退出

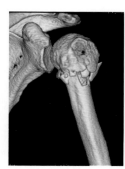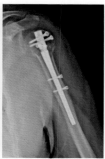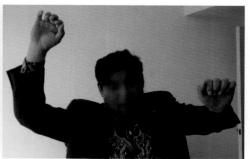

A. 肱骨二部分外科颈骨折，
闭合复位后插入髓内钉

B. 术后 5 月随访见髓内钉位于
肱骨头中央，骨折愈合良好

C. 临床查体见患肩疼痛，上举困难，Jobe 试验阳性，
提示冈上肌损伤

图 6-3　闭合复位后插入髓内钉治疗肱骨二部分外科颈骨折

（三）偏心距与进钉点

根据治疗股骨或胫骨干骨折的经验，很多学者认为如果髓内钉在肱骨头中央插入，在髓内钉插入过程中，肱骨头和肱骨干之间的移位会得到纠正。但是在手术时发现有时即使髓内钉的插入点位于肱骨头中央，插入髓内钉后肱骨头和肱骨干之间的对线仍不理想，可能和肱骨头中心与肱骨近端解剖轴线之间并不完全吻合，存在一定的偏差（偏心距）有关。肱骨头偏心距解剖变异大，只有 72.3% 左右的患者的解剖轴线和力学轴线偏差在 1 mm 之内，对这部分患者利用推荐的手术入路插入髓内钉后能恢复接近正常的对位关系；而另一部分偏心距较大的患者，则需要手术时根据具体情况调整进钉点，以尽可能地使髓内钉在髓腔内的位置与近端的解剖轴线吻合。比较亚洲人群和欧美人群解剖测量数据可以发现，亚洲人的肱骨解剖轴线可能更偏外侧（内侧偏心距：5.0 mm 对比 6.9 mm）和后侧（后方偏心距：3.5 mm 对比 2.6 mm），这也提示对某些患者髓内钉的进钉点可能需要根据术时透视结果进行调整，以保证髓内钉的轴线和肱骨干骺端轴线相吻合。

（四）肱骨髓腔直径

基于欧美人群解剖数据设计的肱骨近端髓内钉存在与亚洲人群解剖数据不匹配的问题，此种不匹配给治疗上带来很多不便并且是导致并发症产生的潜在原因。

肱骨干骺端类似柱形，在距肱骨头 13 cm 左右处开始出现前后向的弧度。所以如果患者肱骨干髓腔狭窄，容易出现髓内钉与肱骨干部之间的不匹配，必须予以充分扩髓，否则髓内钉难以插至合理深度导致髓内钉的尾部高于肱骨头。有研究发现如果使用直径为 8.0 mm 的 Trigen 肱骨髓内钉治疗亚洲患者的肱骨干骨折，手术中至少需要使用髓腔锉磨去厚度在 0.1~1.5 mm 的肱骨干皮质，使髓腔直径大于 8.5 mm，才能使髓内钉顺利插入。术时轻柔、循序扩髓是避免出现医源性肱骨干骨折的前提。但是，与治疗骨皮质较厚的股骨和胫骨骨折的髓内钉相配套的髓腔锉直径以 0.5 mm 递增不同，治疗骨皮质较薄的肱骨骨折的髓内钉配套的髓腔锉直径以 1 mm 递增，带来的风险是因术中会进行强力扩髓，容易导致医源性肱骨骨折（图 6-4）。

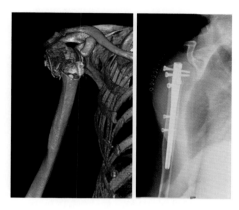

图 6-4　女性，80 岁，肱骨二部分外科颈骨折，内皮质粉碎，术时选择直径最细的髓内钉（7 mm）经直径为 8 mm 的髓腔锉扩髓后仍难以插入，注意患者远端肱骨髓腔狭窄，骨皮质较薄，强力扩髓易出现肱骨干骨折

（五）潜在的腋神经和肱二头肌损伤风险

近端螺钉的位置的设计要综合考虑解剖和骨折线部位，特别是要考虑如何避免损伤髓内钉周围重要的结构如肱二头肌长头肌腱和腋神经等。腋神经功能是否完整是影响术后肩关节功能恢复的重要因素。由外向内固定肱骨头的内侧距螺钉有导致腋神经医源性损伤的可能（图 6-5）。Niji 对目前常用的六种肱骨近端髓内钉的内侧距螺钉与腋神经之间的关系进行了研究，发现在手术中导致腋神经损伤可能与内侧距螺钉的位置和作用方向有关。肱骨近端外侧螺钉的作用方向为水平方向时，较斜行方向更为安全。Trigen 肱骨近端髓内钉的内侧距螺钉位于髓内钉顶点下 3.5 mm 左右，而据陈云丰等的测量，亚洲人的腋神经位于大结节下 3.5 cm。应用基于欧美人群的解剖数据设计的髓内钉与亚洲人肱骨近端骨折手术时产生医源性腋神经损伤的相关性不容忽视。在螺钉固定过程中应先钝性分离软组织并使用保护套筒进行操作，更为重要的是熟悉所使用的髓内钉产品的特点并在术前对患者进行评估，以便对腋神经的分布有所了解，有助于降低腋神经损伤的风险。

肱骨近端骨折后，症状性肱二头肌长头肌腱炎的发生率在 20% 左右，其发生往往与手术操作不当有关。如果骨折复位欠佳，特别是肱骨头内旋畸形没有矫正或肱骨头较小等，均可导致前后方向固定的小结节螺钉进入结节间沟，损伤肱二头肌长头肌腱。

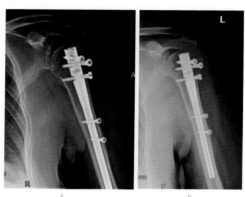

图 6-5　术后 X 线片显示，盂肱关节下移，提示术中腋神经损伤。经保守治疗 3 个月后盂肱关节关系恢复

二、螺钉分布不合理

肱骨近端总体骨量稀疏，肱骨头中央骨量稀疏，局部骨量分布不均，骨量分布的规律为从肱骨顶点关节软骨开始递减，从大结节向肩胛盂递增，最好的骨质位于肱骨头后内上区域。但是目前大多数髓内钉近端螺钉无法达到骨量致密区，无法为内固定器材提供足够的把持力。第三代肱骨近端髓内钉的直径与肱骨近端髓腔直径（24 mm 左右）相比较细。较细的髓内钉难以通过本身的容积效应来控制骨折断端的内外方向移位，即使使用了"钉中钉"设计，如用 Multiloc 肱骨近端髓内钉治疗老年肱骨近端骨折，仍有 24% 左右的患者术后早期发生了复位丢失，复位丢失风险的大小与术前骨质疏松程度密切相关。

螺钉应与骨折线之间至少有 5 mm 的距离才能牢固固定大结节骨折。据观察，当肱骨头直径小于 42.2 mm 时，使用近端螺钉间夹角为 25° 的 Trigen 肱骨近端髓内钉难以适应肱骨近端骨折形态、有效固定大结节骨折块，并且前后方向作用的小结节螺钉有进入结节间沟导致肱二头肌长头肌腱损伤的可能。

锁定钢板结合多轴向锁定固定（万向螺钉）的优势在于允许螺钉在一定范围内调整其作用方向。近年来万向螺钉的设计也开始应用于锁定型交锁髓内钉，其目的是术时根据个体解剖差异和骨折复位情况，调整螺钉作用方向：①使螺钉作用部位位于肱骨头骨量致密区；②调节内侧距螺钉的作用方向，使得内侧距螺钉作用在肱骨头内下方 Calcar 区。

三、肱骨头创伤后有坏死的风险

对于三、四部分肱骨近端骨折，即使采取了微创髓内钉内固定，肱骨头损伤后坏死的发生仍难以避免（图 6-6）。但是如果大、小结节愈合良好，肩胛盂完整，则患者肩关节可能无痛并且能够上举至 90 °左右，可以恢复基本的生活自理能力。

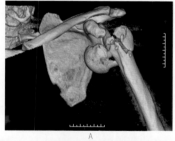

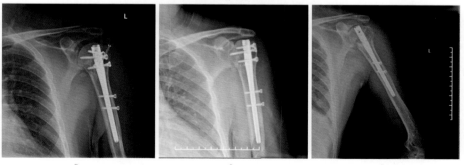

图 6-6 患者，男性，50 岁，肱骨近端骨折脱位，经三角肌外侧解剖复位，髓内钉固定。术后 1 年肱骨头部分坏死，取出近端螺钉

四、技术要求高

由于无法通过容积效应在插入髓内钉时矫正肱骨头和肱骨干骺端之间的移位，所以髓内钉治疗肱骨近端骨折的手术操作的关键是：①进钉点不正确就不开口；②先复位后插钉。如果不复位就匆忙插入髓内钉，很难对骨折的移位再予以纠正。常见的髓内钉插入点错误包括以下3类。

1. 髓内钉插入位置偏前

由于肩峰覆盖肱骨头，所以插入髓内钉时肩关节需要尽量后伸，以便使肱骨头前移至肩峰的前缘。手术时肩关节向后伸展不足是导致髓内钉位置偏前的主要因素。

2. 髓内钉插入位置偏外

髓内钉插入位置偏外的后果是：①损伤冈上肌；②加重大结节骨折的移位；③失去致密软骨对髓内钉的第五支撑点效应。其原因与插入髓内钉时复位欠佳，肱骨头仍处于内翻和后倾位有关。插入髓内钉前应该通过肩关节正位和肩胛骨Y位片，确认肱骨头和肱骨干之间的移位得到纠正，髓内钉的导引针的位置位于肱骨头中央并与肱骨近端解剖轴线相吻合是避免这类错误的关键。

3. 髓内钉插入的深度错误

（1）髓内钉插入过深

理想的髓内钉深度应位于关节软骨面下5 mm，在此范围肱骨头骨量致密，能对髓内钉提供额外的力学支撑。髓内钉在力学上优于锁定钢板的原因之一在于髓内钉能更好地利用肱骨头下致密骨量。髓内钉插入过深易导致髓内钉失去周围致密骨量的支撑（图6-7），目前Multiloc、T2等髓内钉提供了最长可达15 mm的可调式尾帽，可以在术时对此进行弥补。

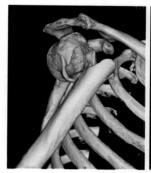
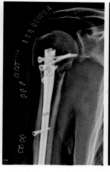
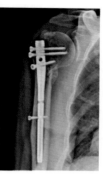

A.肱骨近端外科颈骨折　　　B.髓内钉插入位置偏外，插入　　　C.3个月后肱骨近端骨
　　　　　　　　　　　　　　过深，术后肱骨头进行性内翻　　　折畸形愈合

图6-7　髓内钉插入过深

（2）髓内钉插入过浅

髓内钉插入深度太浅造成术后出现髓内钉尾部高出肱骨头的原因复杂，可以归纳为以下3点。①术中影像增强器透视角度不当，没能及时发现髓内钉插入过浅，导致尾部高于肱骨头。②与术中选择髓内钉的直径过粗有关。直径粗大的髓内钉能通过容积效应提供更好的即时稳定，但是只有在对肱骨干进行充分扩髓后，直径较粗的髓内钉才能顺利插入至理想深度，在不充分扩髓的情况下，插入较粗的髓内钉可能出现骨折断端间分离，术时为了消除骨折断端间的分离，髓内钉远端螺钉交锁固定后，采取"回敲"的方法，消除了断端间分离，最后导致髓内钉尾部的突出（图6-8）。③望远镜现象（telescope effect）：某些骨质疏松严重的老年患者接受髓内钉固定术后发生肱骨头下沉与肱骨干之间嵌插，导致髓内钉上移，出现髓内钉尾部高出肱骨

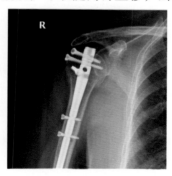

图6-8　髓内钉插入过浅，髓内钉尾部高于肱骨头关节面，前后
向螺钉未能交锁固定至髓内钉

头的"望远镜现象"。

髓内钉尾部高出肱骨头对肩关节造成的损伤要比钢板位置过高性质更为严重。高出盂肱关节面的髓内钉尾部除了在肩关节上举时与肩峰发生撞击外，还会造成肩袖损伤，严重影响患者术后肩关节功能的恢复。在手术时避免这类并发症的措施为：① 插入髓内钉后多平面透视，保证髓内钉的尾部在肱骨头软骨面下 5 mm 左右；②选择直径合适的髓内钉；③对于骨质疏松性外科颈骨折或内皮质粉碎性骨折患者，可以把髓内钉插入至较深位置，远端锁定后，通过回敲髓内钉使得肱骨头和肱骨干有轻度嵌插，达到骨折断端间初始稳定后再进行近端锁定。

五、反思与展望

肱骨近端髓内钉治疗肱骨近端骨折的疗效和手术医生的经验有关。微创手术理念结合符合生物力学特点设计的内固定器材有利于塑造理想的骨折愈合环境。但再先进的内固定器材也不能替代良好的手术复位技术。部分文献报道第三代髓内钉治疗肱骨近端骨折的临床疗效优于传统的锁定钢板。但是髓内钉治疗疗效与医生的专业和手术经验密切相关，在创伤中心由专业的肩关节医生掌握的技术无法轻易推广至基层医院，所以在开展肱骨近端骨折髓内钉治疗前进行手术技术的培训是很重要的。

我国正快速步入老龄化社会，据中国老龄协会统计，2020 年全国老年人口达 2.64 亿人，老龄化比例为 18.7%。这意味着我们将面临肱骨近端骨折的发生率和患病人数快速增加的情况。

与锁定钢板相比，髓内钉手术时采用了微创的间接复位方法，对骨折周围的软组织干扰和破坏小，并且在力学上，髓内钉固定更具优势。利用髓内钉治疗可以获得坚强固定，并允许患者术后早期开始功能锻炼，早期的临床疗效往往也优于钢板治疗，这一点在肱骨二部分外科颈骨折的治疗上更为明显（图 6-9）。目前利用新型近端直型锁定交锁髓内钉治疗肱骨近端骨折已成为常规的治疗肱骨近端骨折的方法之一。

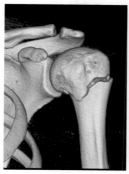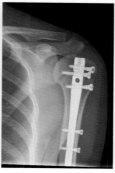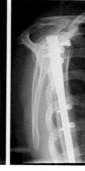

A.肱骨二部分外科颈骨折　　　B.闭合复位，插入髓内钉　　　C.术后2个月

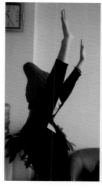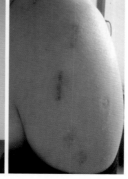

D.肩关节上举160°　　　　　E.Constant 评分：80

图 6-9　髓内钉治疗肱骨二部分外科颈骨折

　　然而，我们目前使用的内固定产品均基于欧美人群的解剖数据设计，在临床工作中，我们发现这些产品并不完全符合国人解剖特点，髓内钉与治疗的目标人群间存在解剖上的不匹配。由于伤前骨质疏松程度和创伤机制的不同，肱骨近端骨折的类型也有所区别，髓内钉也存在着与目标人群骨折形态上的不匹配，近端螺钉难以充分覆盖大结节骨折。

　　内固定器材的设计合理性与肱骨近端骨折内固定是否成功密切相关。与治疗髋关节骨折的髓内钉改进过程相似，今后肱骨近端髓内钉产品的改进应着重对肱骨近端骨折形态的研究、新型内固定材料的应用及计算机辅助下内固定器材加工工艺的进步等，同时，髓内钉的改进应与治疗理念的更新和手术技术的发展同步。我们认为髓内钉和钢板截然不同的传统观点正在逐步改变。Multiloc 肱骨近端髓内钉在设计上吸取了 PHILOS 钢板的诸多优点，包括近端多枚、多平面、多方向锁定螺钉，斜向的内侧距螺钉，螺钉的缝线孔等，缩小了钢板和髓内钉之间的界限，所以有学者称其为"髓内 PHILOS"。有限的微创切开复位和固定粉碎性大结节骨折辅以钢板固定后结合髓内钉固定可能是今后治疗上的方向。

下一代肱骨近端髓内钉的研究方向应该是平台髓内钉、髓内钉和钢板的结合、髓内钉表面功能性涂层的应用等；对髓内钉材料学的探索和优化，注重金属材料的柔韧性和可塑性，寻找理想的低弹性模量、高强度、生物相容性好的材料，以便与骨质疏松性肱骨近端骨折相匹配；维持足够的强度，减小髓内钉直径以间接增加 CD 值，减少肩袖损伤的发生率，加大髓内钉周围完整软骨环的直径，最终增加髓内钉的初始稳定性。

第7章 髓内钉微创复位技术

髓内钉固定的现代理念即通过微创技术实现中心性固定，在使用髓内钉固定肱骨近端骨折时，其整个操作过程应该始终贯穿微创的理念。主要体现于减少手术对肩袖、三角肌、胸大肌等重要软组织的医源性损伤，使其得到最大程度的保护；避免骨折复位时对骨膜等软组织广泛的剥离。上述要求只能通过间接复位技术的微创操作得以实现。精心的软组织管理至关重要，特别是后内侧软组织铰链以及肱骨结节、软组织环的完整性对骨折愈合和较少的肱骨头缺血性坏死（avascular necrosis，AVN）等并发症的发生意义重大。Pascal 等使用第三代肱骨近端髓内钉对二部分外科颈骨折采用经皮置钉的技术，临床随访其并发症发生率较低。然而经皮的技术仅适用于二部分外科颈骨折，需要大量的闭合复位的经验，且必须在术中透视检视下进行。作者建议采用经肩峰前角前中三角肌微创入路，对探查骨折是否合并其他损伤（肩袖、肱二头肌长头肌腱等损伤）（图 7-1），确定导针通过肩袖的入钉点的位置和方向，减少医源性肩袖损伤，确保髓内钉第五点支撑周围有至少 3 mm 完整肱骨头软骨环，解剖复位大、小结节均有重要意义。

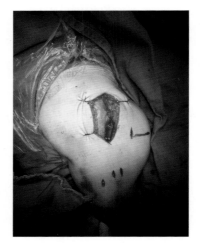

图 7-1　经肩峰前角前中三角肌微创入路

一、术前计划

仔细体格检查，了解是否是开放性骨折，有无血管和神经损伤，特别是腋神经和桡神经。

行标准肩胛骨前后位、肩胛骨侧位、改良腋位 X 线检查，必要时行对侧 X 线检查，了解髓腔直径（正侧位）；测量 AI，CSA，偏心距，CD 值，大、小结节骨折块附连的肱骨头骨折块（marginally impacted portions of the articular surface）以及盾形骨折块（shield fragment ）的大小。

行 CT 检查以了解肱骨头和大、小结节情况，特别要排除头劈裂骨折，测量肱骨头厚度。

怀疑有肩袖撕裂时行 MRI 检查。

根据测量的髓腔直径准备 8 mm 或 9.5 mm Multiloc 肱骨近端髓内钉，备用不同孔数的 PHILOS 钢板。准备 2.4 mm、3 mm 中空螺钉；2 号、5 号 Ethibond 或 Orthocord 缝线；1.5 mm、2 mm、2.5 mm 带螺纹克氏针。

二、常用的微创复位的方法

肱骨近端骨折的复位是关键点和难点，术前需仔细阅读 X 线片，分析骨折的损伤机制，复位时采用逆损伤机制进行，即对于内翻型骨折撬起肱骨头内侧；对于外翻型骨折抬高肱骨头外侧，同时纠正矢状面的前后成角。

1. 手法复位

对于二部分骨折可以在麻醉下先采用手法复位。例如，对于肱骨头二部分骨折内翻后倒，可采用充分牵引后压住折断端成角处将远端上提、前屈的过顶手法复位来纠正。

2. 有限切开法

取三角肌外侧切口，利用 5 号 Ethibond 缝线缝合大、小结节与肩袖肌腱腱骨交界处作为牵引线，控制大、小结节。通常冈上肌牵拉大结节骨折块向上方移位，冈下肌和小圆肌牵拉大结节骨折块向后方移位，肩胛下肌牵拉小结节骨折块向内侧移位，依据相对应的骨折块移位的方向，通过缝线牵拉来逆骨折移位方向复位大、小结节。

3. 克氏针撬拨法

找到结节间沟，触及并切开横韧带，显露肱二头肌长头肌腱并明确其走行，通过结节间沟内侧壁和肱骨头后外侧，平行于骨折线钻入带螺纹克氏针至肱骨头软骨下骨（三、四部分骨折后侧可利用临时固定大结节骨折块的带螺纹克氏针）控制肱骨头并作为撬棒（Joy-stick），同时经外侧骨折断端插入小号骨膜剥离器至内侧肱骨头下方，与控制肱骨头的带螺纹克氏针以力偶的方式矫正肱骨头的内外翻，同时矫正肱骨头的旋转和前后成角移位（图 7-2）。

4. 髓内钉的置入辅助复位

手术中选择正确的髓内钉开口点很重要。为了减少 AI、肱骨头偏心距的影响，肩关节适度内收且尽可能后伸至关重要，通过控制置入肱骨头的带螺纹克氏针使肱骨近端（已复位的肱骨头，大、小结节组合部分）相对于肩盂和肱骨干轴线维持正常的颈干角，纠正前后成角（图 7-3）。选择正确进钉点

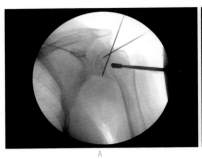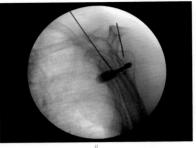

图 7-2 克氏针撬拔法

后置入导针，使导针在正侧位透视中均与肱骨干轴线平行，肱骨头经导针扩
孔后置入髓内钉即可自动复位（图 7-4）。为了有效的肱骨头软骨下骨的第
五点支撑，基于肱骨头的偏心距的变异、结节附连肱骨头关节面骨折块的影
响，须使入钉点内、前移，甚至适度外翻肱骨头增加颈干角，以增大内移距离。
这将使干骺端不能达到解剖复位，也是髓内钉的固有缺陷，基于中心固定的
优势，这一缺陷可以忽视。

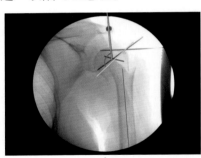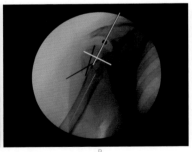

图 7-3　方向正确的导针在正侧位仅须与肱骨干轴线
平行即可维持颈干角，纠正前后成角

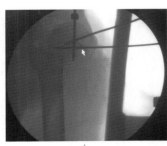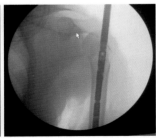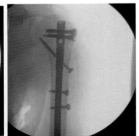

图 7-4　置入髓内钉即可使肱骨头自动复位

5. 利用导向器辅助复位

选择正确的进钉点后置入主钉，恢复近端解剖位置后，利用导向器固定近端，通过牵引和旋转骨折远端，纠正重叠、旋转移位后再锁定远端。

6. 三、四部分骨折或三、四部分骨折脱位的复位

对于三、四部分骨折或三、四部分骨折脱位的病例，一般建议先将大结节与肱骨头复位，做好临时固定，将其转变为二部分骨折，再进行入钉点的确认，插入主钉，这样操作可以达到化繁为简、由难转易的目的。大、小结节骨折块须根据其骨折块大小附加中空螺钉（2.4 mm 或 3.0 mm）或不可吸收高强线（2 号或 5 号），通过髓内钉的缝合孔穿结节骨折块腱骨交界处环形或"8"字形缝合固定。

三、典型病例

典型病例一：患者，男，55 岁，二部分内翻型骨折。

1. 现病史

走路下台阶时不慎摔倒，当即感到右肩关节疼痛，不能活动，随即至当地医院就诊，检查示"右肱骨近端骨折"，给予手法复位、小夹板外固定等治疗后定期门诊复诊，复查提示骨折移位，给予收入住院。

2. 专科检查

右上臂维持夹板外固定，三角巾悬吊伤肢于胸前，解除后见右肩关节轻微肿胀，三角肌及前臂肌肉无萎缩，右肱骨近端处压痛、纵向叩击痛，未扪及明显骨擦感及异常活动，右上臂皮肤无感觉异常。伤肢远端血液循环、感觉、手指运动正常，右上肢及双下肢未见异常。

3. 影像学检查

见图 7-5、图 7-6。

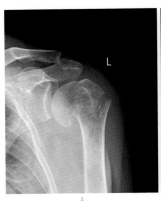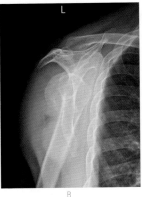

图 7-5 X 线片

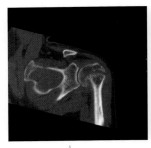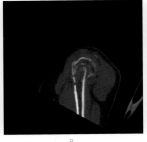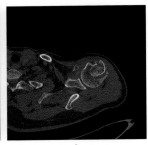

图 7-6 CT 影像

4. 关键手术操作

（1）沙滩椅位，肩后方垫高，以确保患肢在手术中可充分活动，特别是能后伸 15°~20°，调试术中透视设备，保证创伤位置无金属阻挡。

（2）经肩峰前外侧角交界处向下纵行切开约 5 cm。在前、中 1/3 处向下劈开三角肌，此交界处的三角肌表面经常带有黄色的脂肪组织，用电刀刺激时界限明显。肩峰前角远端约 5 cm 三角肌滑囊反折处可触及横向走行的腋神经，可用缝线标记固定三角肌，以免牵拉时损伤。

（3）切除肩峰下滑囊及三角肌下滑囊，钝性分离并显露肱骨近端和肩袖组织，探查有无肩袖撕裂或肱二头肌长头肌腱卡锁于骨折断端，向前方用手指即可触及结节间沟及其中走行的肱二头肌长头肌腱。通过结节间沟内侧壁和肱骨头后外侧，平行于骨折线钻入带螺纹克氏针至肱骨头软骨下骨控制肱骨头并作为撬棒，同时经外侧骨折断端插入小号骨膜剥离器至内侧肱骨头下方，与控制肱骨头的带螺纹克氏针以力偶的方式矫正肱骨头的内外翻，同时矫正肱骨头的旋转和前后成角移位，克氏针控制肱骨头后，维持颈干角适当外翻，确定入钉点并置入导针，使其与肱骨干轴线平行，C 臂透视时可采用经皮带螺纹克氏针从前外侧临时固定干骺端。两枚克氏针之间需预留主钉的空间，以免阻挡主钉顺利置入或扩孔开槽时破坏甚至切断克氏针（图 7-7）。

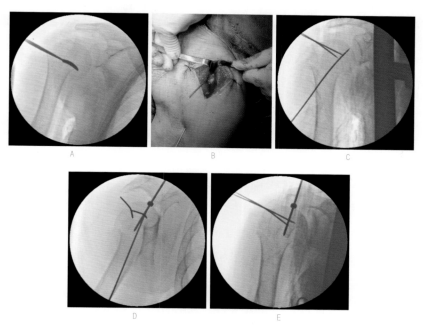

图 7-7　手术操作

（4）C 臂透视显示进钉点满意后，扩孔，置入主钉，像这种内翻移位的情况，在置入主钉的同时将干骺端外侧缘向内侧推挤，以利于主钉顺利置入。置入髓腔后会看到主钉中间有骨髓溢出，C 臂透视再次确认骨位，判断主钉进入的深度（骨质疏松程度越重，建议髓内钉置入越浅）合适后先完成近端锁定，纠正重叠、旋转移位并经透视确认后完成远端锁定。所有经皮锁定的切口，均先用尖刀仅切开皮肤，用止血钳钝性穿过肌肉到达骨面，再置入套筒，钻孔，拧入锁定钉。移去导向器后，根据骨折面和肱骨头软骨下骨厚度酌情使用钉中钉数枚，增加固定强度。取出导向器前严禁外展和前屈肩关节，以免破坏第五点支撑周围的完整软骨环（图 7-8）。

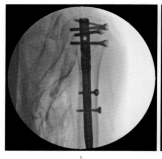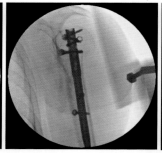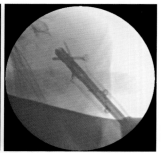

图 7-8 髓内钉置入完成

5. 术中注意事项及要点

（1）用 2 枚带螺纹克氏针平行钻入肱骨头作为操纵杆。

（2）注意预留主钉插入的空间。

（3）通过结节间沟内侧壁和肱骨头后外侧，平行于骨折线钻入带螺纹克氏针至肱骨头软骨下骨控制肱骨头并作为撬棒。

（4）同时经外侧骨折断端插入小号骨膜剥离器至内侧肱骨头下方，与控制肱骨头的带螺纹克氏针以力偶的方式矫正肱骨头的内外翻。

（5）通过控制置入肱骨头的带螺纹克氏针，使肱骨近端相对于肩盂和肱骨干轴线维持正常的颈干角，纠正前后成角。

（6）选择正确进钉点后置入导针，使导针在正侧位透视中均与肱骨干轴线平行，经导针肱骨头扩孔后置入髓内钉即可使肱骨头自动复位。

（7）注意肱二头肌长头肌腱在折断端的卡锁。

（8）第五点支撑相对于肱骨距螺钉更重要，特别是骨质疏松明显且肱骨头偏薄者；肱骨距螺钉在患者体型较小时不建议强行置入，避免破坏内侧柱和造成腋神经损伤。

6. 常见手术切口及肩袖保护问题

（1）切口过小，解剖关系不清，操作困难。

（2）肩袖切口过小造成扩孔时大量肩袖肌腱损伤；肩袖切口未与冈上下腱纤维平行，造成肩袖断裂和肱二头肌长头肌腱损伤。

（3）导针入点及方向未明确，盲目扩孔进钉导致复位不良，骨位丢失。

典型病例二：患者，女，56岁，三部分内翻型骨折。

1. 现病史

患者在家中洗澡时不慎摔倒，致左肩关节疼痛，活动受限，随即送至医院就诊，X线检查示"左肱骨近端骨折"，给予手法复位、小夹板外固定等治疗后，为求进一步治疗，来我院急诊就诊，急诊予X线检查后以"左肱骨近端骨折"收住入院。

2. 专科检查

左上臂维持夹板外固定，三角巾悬吊伤肢于胸前，解除后见左肩关节肿胀，皮肤青紫明显，左肱骨近端处压痛、叩痛，可扪及明显骨擦感及异常活动，纵向叩击痛，左上肢皮肤感觉无异常，远端血液循环正常、手指运动正常，右上肢及双下肢外形及各关节活动未见异常。

3. 影像学检查

见图7-9、图7-10。

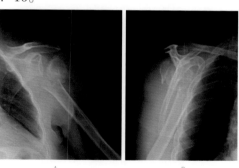

图7-9 X线片

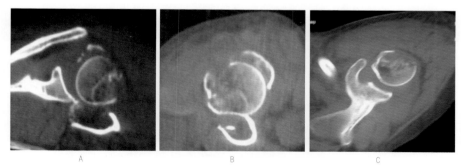

图7-10 CT影像

4. 关键手术操作

（1）沙滩椅位，肩后方垫高，以确保患肢在手术中可充分活动，特别是能后伸 15°~20°，调试术中透视设备，保证创伤位置无金属阻挡。

（2）经肩峰前外侧角交界处向下纵行切开约 5 cm。在前、中 1/3 处向下劈开三角肌，此交界处的三角肌表面经常带有黄色的脂肪组织，用电刀刺激时界限明显。肩峰前角远端约 5 cm 三角肌滑囊反折处可触及横向走行的腋神经，可用缝线标记固定三角肌，以免牵拉时损伤。

（3）切除肩峰下滑囊及三角肌下滑囊，钝性分离并显露肱骨近端和肩袖组织，探查有无肩袖撕裂或肱二头肌长头肌腱卡锁于骨折断端，向前方用手指即可触及结节间沟及其中走行的肱二头肌长头肌腱。用强生 5 号 Ethibond 缝线标记缝合大结节肩袖止点，牵拉缝线复位大结节，使用 2 枚 1.5 mm 的带螺纹克氏针临时固定，将三部分骨折转变为二部分骨折，通过结节间沟内侧壁平行于骨折线钻入至肱骨头软骨下骨的带螺纹克氏针和后外侧临时固定肱骨大结节的带螺纹克氏针控制肱骨头并作为撬棒。同时经外侧骨折断端插入小号骨膜剥离器至内侧肱骨头下方，与控制肱骨头的带螺纹克氏针以力偶的方式矫正肱骨头的内外翻，同时矫正肱骨头的旋转和前后成角移位，克氏针控制肱骨头后，维持颈干角适当外翻，确定入钉点并置入导针，使其与肱骨干轴线平行。两枚克氏针之间需预留主钉的空间，以免阻挡主钉顺利置入或扩孔开槽时破坏甚至切断克氏针（见图 7-11）。

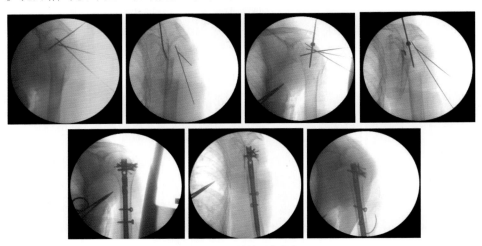

图 7-11 关键手术操作

（4）C臂透视显示进钉点满意后，扩孔，置入主钉，像这种内翻移位的情况，在置入主钉的同时将干骺端内侧缘向外侧推挤，以利于主钉顺利置入。置入髓腔后会看到主钉中间有骨髓溢出，C臂透视再次确认骨位，判断主钉进入的深度（骨质疏松程度越重，建议髓内钉置入越浅）合适后先完成近端锁定，纠正重叠、旋转移位并经透视确认后完成远端锁定。所有经皮锁定的切口，均先用尖刀仅切开皮肤，用止血钳钝性穿过肌肉到达骨面，再置入套筒，钻孔，拧入锁定钉。移去导向器后，根据骨折面和肱骨头软骨下骨厚度酌情使用钉中钉数枚，增加固定强度。取出导向器前严禁外展和前屈肩关节，以免破坏第五点支撑周围的完整软骨环。大结节骨折块的固定用两枚中空螺钉（3.0 mm）和2号不可吸收高强线，通过髓内钉的缝合孔穿结节骨折块腱骨交界处"8"字形缝合固定。

5. 术中注意事项及要点

（1）用2枚带螺纹克氏针平行钻入肱骨头作为操纵杆。

（2）注意预留主钉插入的空间。

（3）维持大结节和肩袖组织的完整性和张力。

（4）1.5 mm带螺纹克氏针固定大结节，如影响主钉开槽、扩孔和置入，可先找到合适位置用另一枚克氏针固定后再拔出。

（5）将三部分外科颈骨折变为二部分外科颈骨折。

（6）通过克氏针操纵杆在正侧位将肱骨头维持在与肩盂正常对应的位置，以避免内外翻和前后成角畸形。

（7）注意肱二头肌长头肌腱在折断端的卡锁。

（8）第五点支撑相对于肱骨距螺钉更重要，特别是骨质疏松明显且肱骨头偏薄者；肱骨距螺钉在患者体型较小时不建议强行置入，避免内侧柱破坏和腋神经损伤。

（9）大结节骨折块的固定用中空螺钉和不可吸收高强线通过髓内钉的缝合孔穿结节骨折块腱骨交界处缝合固定。

（10）结节骨折块带较大的肱骨头关节面时，如预计肱骨头扩孔后软骨环宽度不足（小于 3 mm）时，建议更换 PHILOS 钢板固定。

6. 常见手术切口及肩袖保护问题

（1）切口过小，解剖关系不清，操作困难。

（2）肩袖切口过小造成扩孔时大量肩袖肌腱损伤；肩袖切口未与冈上下腱纤维平行，造成肩袖断裂和肱二头肌长头肌腱损伤。

（3）导针入点及方向未明确，盲目扩孔进钉导致复位不良，骨位丢失。

典型病例三：患者，女，74 岁，三部分外翻型骨折。

1. 现病史

患者于 2014 年 10 月 27 日行走时不慎摔倒，致左肩关节疼痛，活动受限，随即送至医院就诊，X 线检查示"左肱骨近端骨折伴肩关节前脱位"，给予吊带外固定后，为求进一步治疗，来我院急诊就诊，急诊予 X 线检查后以"左肱骨近端骨折"收住入院。

2. 专科检查

左上臂维持夹板外固定，三角巾悬吊伤肢于胸前，解除后见左肩关节肿胀，皮肤青紫明显，方肩畸形，左肱骨近端处压痛、叩痛，可扪及明显骨擦感及异常活动，纵向叩击痛，左上肢皮肤感觉无异常，远端血液循环正常，手指运动正常，右上肢和双下肢外形及各关节活动未见异常。

3. 影像学检查

见图 7-12、图 7-13。

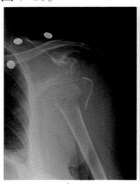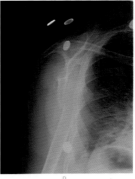

A   B

图 7-12 X 线片

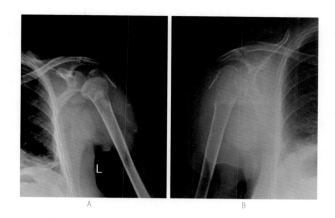

图 7-13　麻醉下手法整复后 X 线片

4. 关键手术操作

（1）沙滩椅位，肩后方垫高，以确保患肢在手术中可充分活动，特别是能后伸 15°~20°，调试术中透视设备，保证创伤位置无金属阻挡。

（2）经肩峰前外侧角交界处向下纵行切开约 5 cm。在前、中 1/3 处向下劈开三角肌，此交界处的三角肌表面经常带有黄色的脂肪组织，用电刀刺激时界限明显。肩峰前角远端约 5 cm 三角肌滑囊反折处可触及横向走行的腋神经，可用缝线标记固定三角肌，以免牵拉时损伤。

（3）切除肩峰下滑囊及三角肌下滑囊，钝性分离并显露肱骨近端和肩袖组织，探查有无肩袖撕裂或肱二头肌长头肌腱卡锁于骨折断端，向前方用手指即可触及结节间沟及其中走行的肱二头肌长头肌腱。用强生 5 号 Ethibond 缝线标记缝合大结节肩袖止点，撬起肱骨头外后侧，牵拉缝线复位大结节，并缝合大、小结节肩袖环临时固定，将三部分骨折转变为二部分骨折，再将肱骨头、颈复位，用直径 2 mm 带螺纹克氏针临时固定，内收、后伸肩关节置入导针（图 7-14）。

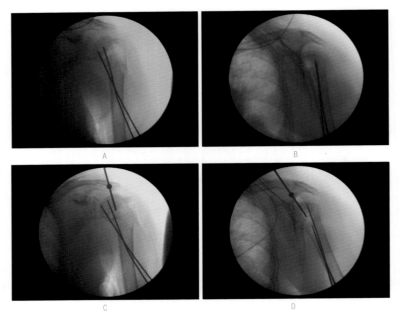

图 7-14 关键手术操作

（4）C臂透视显示进钉点满意后，扩孔，置入主钉，向这种内翻移位的情况，在置入主钉的同时将干骺端内侧缘向外侧推挤，以利于主钉顺利置入，置入髓腔后会看到主钉中间有骨髓溢出，C臂透视再次确认骨位，判断主钉进入的深度（骨质疏松程度越重，建议髓内钉置入越浅）合适后先完成近端锁定，并用后侧平头螺钉固定大结节，纠正重叠、旋转移位并经透视确认后完成远端锁定，所有经皮锁定的切口，均先用尖刀仅切开皮肤，用止血钳钝性穿过肌肉到达骨面，再置入套筒，钻孔，拧入锁定钉。移去导向器后，根据骨折面和肱骨头软骨下骨厚度酌情使用钉中钉数枚，增加固定强度。取出导向器前严禁外展和前屈肩关节，以免破坏第五点支撑周围的完整软骨环。大结节骨折块再用5号不可吸收高强线通过髓内钉的缝合孔穿结节骨折块腱骨交界处与小结节附着的肩胛下肌腱做"8"字形缝合固定（图7-15）。

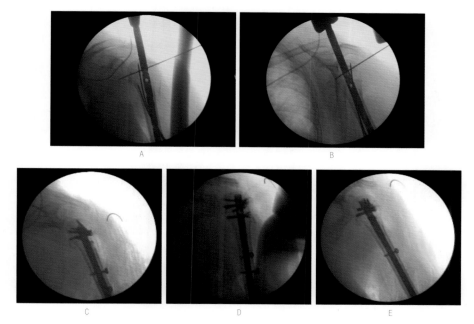

图 7-15 髓内钉置入完成

5. 术中注意事项及要点

（1）三、四部分骨折，根据有无脱位，手术切口可采用前外侧劈三角肌入路或胸大肌、三角肌入路。

（2）术中体位摆放要求患侧肩关节有足够的后伸空间。

（3）术中闭合手法复位改善干骺端骨位可帮助髓内钉的顺利置入。

（4）用1.5 mm带螺纹克氏针固定大结节，如影响主钉开槽、扩孔和置入时，先找到合适位置用另一枚固定后再拔出。

（5）将三部分外科颈骨折变为二部分外科颈骨折。

（6）通过克氏针操纵杆在正侧位使肱骨头保持在与肩盂正常对应的位置，以避免内外翻和前后成角畸形。

（7）注意肱二头肌长头肌腱在折断端的卡锁。

（8）第五点支撑相对于肱骨距螺钉更重要，特别骨质疏松明显且肱骨头偏薄者；肱骨距螺钉在患者体型较小时不建议强行置入，避免内侧柱破坏和腋神经损伤。

（9）如大结节骨折块能用平头螺钉固定，可用不可吸收高强线通过髓内钉的缝合孔穿结节骨折块腱骨交界处缝合固定。

（10）结节骨折块带较大肱骨头关节面时，如预计肱骨头扩孔后骨环宽度不足（小于3mm）时，建议更换PHILOS钢板固定。

6. 常见手术切口及肩袖保护问题

（1）切口过小，解剖关系不清，操作困难。

（2）肩袖切口过小造成扩孔时大量肩袖肌腱损伤；肩袖切口未与冈上下腱纤维平行，造成肩袖断裂和肱二头肌长头肌腱损伤。

（3）导针入点及方向未明确，盲目扩孔进钉导致复位不良，骨位丢失。

第 **8** 章　临床检查（病史、查体和影像学检查）

一、病史和查体

　　肱骨近端骨折最常见于老年人，多由摔倒等低能量损伤所致。年轻患者的肱骨近端骨折多由高能量损伤所致。无论损伤机制如何，均需对全身情况进行检查及评估，以检查是否合并肋骨骨折、肩胛骨骨折、脊柱骨折、头胸腹外伤等。病史需包含年龄、惯用手、损伤机制、运动速度、伤前运动水平、职业、能否配合康复、并存疾病、既往肩关节病史等。同时检查患侧肘、腕及手的功能。

　　肱骨近端骨折后除了疼痛导致活动受限等，肩部缺乏特异性体征，肩关节局部畸形不明显，多见淤青和肿胀，常于伤后24~48小时出现，可持续多日。肿胀及淤青可向下扩散至肘、腕或胸部，这样的表现可能是血管损伤的表现。部分肱骨近端骨折合并肩关节前脱位，通常可在喙突下触摸到肱骨头，而喙突难以触摸，肩峰突出，可见"方肩"畸形。极少的患者合并肩关节后脱位，其表现与以上相反，表现为肩关节前方空虚。

　　应避免盲目的手法复位，否则可能导致骨折断端出现更大的移位并且导致医源性的血管、神经损伤。每次复位后的神经、血管情况必须再次检查。手法复位时医源性血管、神经损伤等并发症的发生率与既往肩关节手术史后肩关节粘连、活动受限关系密切。

　　肱骨近端骨折是否合并血管、神经损伤与骨折移位程度和是否合并肩关节脱位关系密切：肱骨近端骨折脱位患者的血管、神经损伤比例可高达30%。进行详细的血管、神经检查非常重要，腋动脉和臂丛神经中尤其是腋神经是肱骨近端骨折最易受损伤的血管和神经。通常，肱骨近端骨折伤后因患者疼痛可能难以进行详细、完整的查体，但肢体出现的感觉异常、麻木必须详细检查并记录，特别是患侧三角肌外侧臂章区，该区域感觉减退，提示合并存在腋神经损伤（图8-1）；伤后即出现的肩关节半脱位状态可能是腋神经损伤所致三角肌肌力下降或肩袖损伤的征象，必须仔细识别。同时应检查患侧肘、腕及手的活动是否正常。周围血管的搏动检查也是非常重要的，但是即使腋动脉损伤，腕部桡动脉的搏动有时仍可以触及。肱骨近端骨折偶尔可合并肋骨骨折、气胸，甚至出现肱骨头移位至胸腔的极端情况，所以对胸部的检查也是必不可少的。

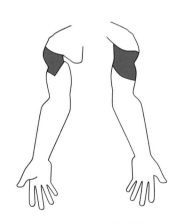

图 8-1　三角肌外侧臂章区

二、影像学检查

（一）X线检查

经过详细的体格检查，包括肢体血供、感觉、运动及合并损伤的检查后，需进一步行影像学检查。X线检查是对疑似肱骨近端骨折患者首要的影像学检查。肩部由许多骨性标志、骨性突起和关节所组成。肩胛骨位于肋骨笼的后外侧部，与胸部的冠状面大约呈45°。高质量的X线片可有效提供骨折的形态、骨位，甚至骨密度情况，以利于肱骨近端骨折的诊断及治疗。高质量的X线片需要合适的放射曝光剂量、合适的肩关节体位，以最大程度减少骨或软组织的遮挡。对于肩关节，传统的在肱骨内旋和外旋位拍摄两张肩部前后位片的做法对评估肩部损伤是不够充分的。肩关节真前后位、腋位侧位，加上肩胛骨侧位是X线检查常用的体位，也是最有用的检查体位。以下详细介绍肱骨近端骨折的X线检查。

1. 肩关节正位X线片的拍摄技术

（1）真前后位（肩盂切线位）

因为肩胛骨位于胸廓后外侧，故拍摄盂肱关节真前后位X线片时，可将X线光柱由内向外与冠状面呈45°角方向投射而获得。患者可取平卧或站立位，上臂置于体侧或悬吊体位。另一个可供选择的方法是旋转患者直至肩胛骨平行并紧靠X线片盒，然后X线光柱垂直于肩胛骨向X线片盒投照。相比传统的胸廓平面前后位像，肩胛骨真前后位像的优势在于在这个方向上X线的照射使肩胛盂从侧面上成像而非在斜的方向上成像，并且在正常的肩关节真前后位像上，肩胛骨和肱骨头是彼此分开的（图8-2），而喙突与盂肱关节相重叠。如果在真前后位X线片上肱骨头与肩胛盂相重叠，那说明盂肱关节存在前脱位或后脱位。

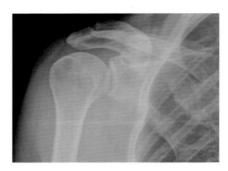

图 8-2　肩关节真前后位 X 线片

（2）前后位 X 线片

射线以喙突为中心点，肩胛骨与 X 线片盒平行。肩关节中立、内旋或外旋。肩关节正位片外旋位，肱骨头和肩胛盂后缘（虚线）重叠，肩胛盂前缘（箭头）可以清楚显示，大结节饱满（图 8-3）。

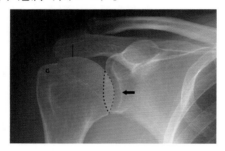

虚线：肩胛盂后缘；箭头：肩胛盂前缘。

图 8-3　肩关节前后位 X 线片

（3）真肩关节前后位片

患肩与 X 线片盒呈 45° 角，肱骨头与肩胛盂无重叠，肩胛盂的前后缘重叠（图 8-4）。

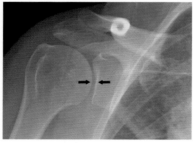

箭头：肩胛盂前缘。

图 8-4　真肩关节前后位片

2. 肩胛骨侧位 X 线片的拍摄技术

肩胛骨侧位有时候又称为经肩胛骨位、切线侧位或"Y"形侧位。拍摄时患者肩关节的位置保持不变，通常是在内旋位，放射科医生将 X 线光柱与肩胛冈平行，X 线片盒置于肩前外侧，与肩胛冈垂直方向安放，X 线沿胸壁后外侧的切线方向，保持与肩胛冈平行并向下投照于 X 线片盒上。投照所得之图像是肩胛骨的真侧位，同时也是盂肱关节的侧位（图 8-5）。肩胛骨侧位投照 X 线片呈"Y"形（图 8-6）。"Y"的上两臂分别由前方的喙突和后方的肩胛冈形成，"Y"的垂直部分由肩胛骨体部形成，在"Y"形三臂的交汇之处即为肩胛盂隐窝。在正常肩关节，肱骨头应位于与肩胛骨隐窝相重合的位置。此肩胛骨侧位像对判断肱骨头与肩胛盂隐窝的前后对位关系非常有帮助。

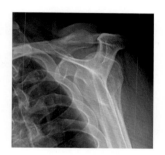

图 8-5 肩胛骨侧位 X 线片

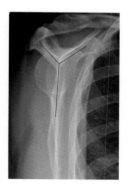

图 8-6 肩胛骨"Y"形：肩峰，喙突和肩胛骨体部在肩胛盂中心相交，肱骨头位于肩胛盂中央

3. 腋位侧位 X 线片的拍摄技术

腋位侧位像可在患者平卧或直立位下拍摄。理想的体位是上臂外展70°~90°，X 线光柱自下而上向腋窝投照，X 线片盒置于患者肩上。或患者取坐位或平卧位，上臂仅外展至腋窝内可容纳下一弯曲的 X 线片盒的角度，然后 X 线光柱由肩上向下穿过腋窝投照。腋位侧位像可极佳地显示肩胛盂和肱骨头，并且能清晰地显示此二者的空间对位关系。盂肱关节软骨缺失时，腋位侧位像上可清晰地显示肩胛盂和肱骨头之间的关节间隙变得狭窄甚至消失。盂肱关节脱位在腋位侧位像上也很容易发现，表现为肱骨头压缩骨折以及肩胛盂前缘或后缘的大块骨折。某些喙突和肩峰部的骨折，还有肩锁关节的空间对位关系，在腋位侧位像上也可获得良好的显示（图 8-7）。

肩关节真前后位像、腋位侧位像，加上肩胛骨侧位像，此三者投照平面彼此呈90°角，可以最大程度地为临床医生做出正确诊断提供全方位信息。

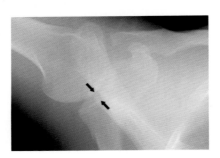

箭头：肩胛盂前缘。

图 8-7 肩关节腋位侧位 X 线片

（二）CT 检查

CT 检查可以可靠地显示骨折、骨折块的数目以及盂肱关节有无骨折脱位。但在创伤部位 X 线片检查之后再附加 CT 检查，并不能明显地提高 Neer 和 AO 骨折分型的可重复性。CT 技术应设定为上起自肩峰上方，下至肩胛骨下极，取 3 mm 层厚连续扫描，按骨窗参数成像。急症情况下的三维 CT 检查对评估复杂或多发的肩胛带骨折可以提供更多的信息。由于 X 线片的性质，通常难以明确肱骨近端骨折，尤其是在因患者疼痛而使 X 线检查不充分时。此外，对于复杂肱骨近端骨折，应进一步进行影像学检查，以获得骨情况的进一步信息。 三维 CT 检查对肱骨近端骨折的诊断及治疗方案的选择有一定的益处，因此在日常临床常规扫描肱骨近端骨折时，应该获得冠状面和矢状面斜面重建。通过 CT 检查可以更好地显示肱骨头关节面的移位、旋转和完整性。三维 CT 检查是肱骨近端骨折术前计划不可缺少的，在肱骨头劈裂骨折的情况下，三维 CT 检查有助于发现通常易被忽略的合并骨折，如肱骨头压迹骨折以及多发骨折（如关节盂或肩胛骨）。一般来说，在评估肩关节创伤时，CT 是一种常用的影像学方法。与常规 X 线片相比，CT 图像有助于充分提高骨折分类的准确性，并有助于正确规划手术方式和决定最佳治疗方案。

　　众所周知，肱骨近端移位的三部分或四部分骨折与肱骨头缺血性坏死的高发生率有关。因此，这类骨折必须根据碎片的形状和脱位进行充分的诊断和治疗，骨折的程度以及碎片的数量和位置需要正确识别。尽管肱骨近端骨折的诊断、分型开始于常规的 X 线检查，但三维 CT 检查可充分评估骨折碎片和它们的确切位置，特别是当小结节在平片上显示受到影响时（图 8-8）。

　　CT 检查不仅能准确描述骨折及其范围，而且能发现伴随的骨性病变，如喙突骨折，但 X 线检查的敏感性较差；而对于肩盂骨折，传统的 X 线与 CT 检查均有相当高的灵敏度，这一点非常重要，因为关节盂骨折伴有大的骨折碎片可能导致肩关节前方不稳。三维 CT 检查可清楚显示骨折块的大小及移位程度。此外，与传统的 X 线检查相比，三维 CT 检查可提供质量更佳的影像（图 8-8）。

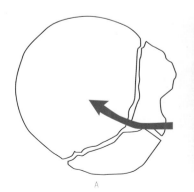
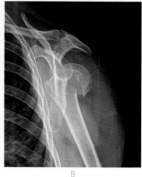
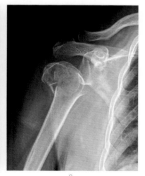

图 8-8　X 线片难以显示骨折细节

　　CT 检查还能同时发现肱骨近端骨折伴随的骨折，如喙突骨折和肩盂骨折。借助 CT 轴线重建，可以明确肩胛盂骨折累及的范围和粉碎程度，有助于制订全面治疗方案，避免因误判肩胛盂骨折的程度而错误地采取保守治疗，导致伤后肩关节前方不稳。充分了解肱骨近端骨折的移位方向和粉碎程度是制订手术复位步骤和选择合理内固定方法的依据。

　　总之，对肱骨近端骨折，特别是复杂肱骨近端骨折，三维 CT 检查能够充分评估骨折形态和预后因素。因此，通常应在 CT 影像的基础上评估肱骨头是否有外翻或内翻、旋转移位，如果有肱骨头压缩或劈裂骨折存在，应确定骨折碎片的数量以及背内侧干骺端的延伸长度和内侧铰链的完整性，以选择最佳的治疗方法（图 8-9、8-10）。

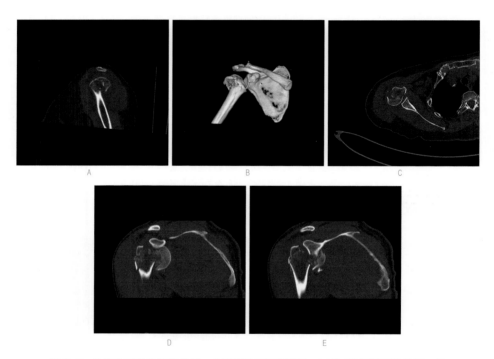

图 8-9　X 线片示肱骨近端骨折，小结节显示不够清楚，三维 CT 图像可清楚显示骨折块的数量及移位程度

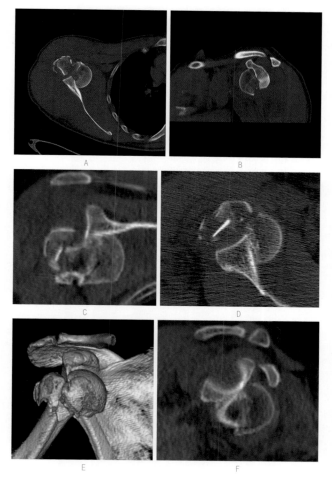

图 8-10 三维 CT 图像示肱骨近端骨折脱位，同时合并肩盂骨折，三维 CT 图像可清楚显示骨折脱位的情况

（三）MRI

MRI 在处理肩部骨折时甚少采用，比较常用的情况是在年轻患者外伤后，用来鉴别无移位的大结节骨折和肩袖撕裂；对于骨折后肱骨头缺血性坏死的类型有诊断价值；对于病理性骨折也具有很高的诊断价值。一般来说，与 X 线检查和 CT 检查相比，MRI 以其出色的软组织对比度和无辐射暴露而闻名。因此，当涉及肌肉骨骼成像时，尤其是作为评估关节和创伤性关节损伤的成像方式时，MRI 具有很高的意义。与 CT 相比，MRI 的典型缺点是时间和成本

显著增加，这使得 MRI 在急性创伤治疗中的使用受到了明显的限制。

MRI 可以证明肱骨近端骨折不仅仅是骨的损伤。骨损伤通常与周围组织的损伤有关，如肩袖和其他组织（图 8-11）。在目前的文献中，一些学者认为肱骨近端骨折的严重程度与肩袖病变程度呈正相关。然而，目前尚未完全了解肩袖损伤对肱骨近端骨折后功能的确切影响，但最近的研究表明，随着肱骨近端骨折的发生，肩袖损伤并没有导致肩关节功能明显恶化。

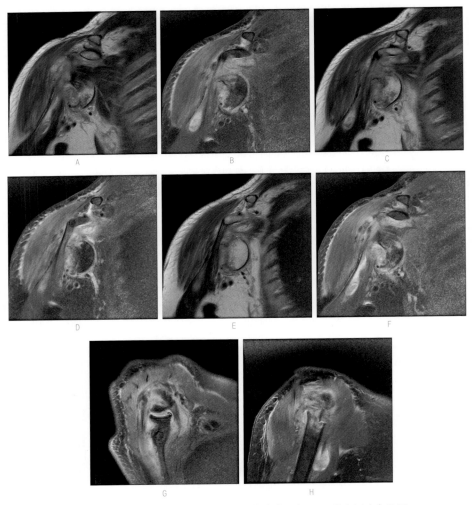

图 8-11　老年肱骨近端骨折合并脱位患者，行 MRI 检查以确定是否合并肩袖等损伤，以指导诊断及治疗

CT 是对骨性改变的描述，而 MRI 是对软组织性疾病及其病理变化的显示。由于年龄的增加和活动的增加，越来越多的老年人发生肱骨近端骨折，可能表现为肩袖的退行性改变。总之，在单发病例中，根据临床评估，术前 MRI 可能有助于排除肩袖损伤病变或确定软组织损伤的程度，以准确规划手术干预方式。然而，在 60 岁以上的患者中，有 50% 的患者行 MRI 检查时在肩袖部位表现出信号异常。因此，对于肱骨近端骨折患者的筛查，MRI 还没有被证明是一种经济有效的工具。

在创伤后甚至术后阶段，可行 MRI 以确认或排除肱骨头缺血性坏死（AVN）的诊断。在 MRI 图像上，可以评估肱骨头的活性和 AVN 的确切范围。在诊断为 AVN 的情况下，应考虑进行 MRI 随访检查，以评估 AVN 进展或稳定的情况。

若肱骨近端骨折合并创伤后臂丛神经损伤，MRI 检查无疑是有帮助的。MRI 可显示神经丛的连续性，具有重要的预后评估价值，同时可显示肩关节软组织的损伤，比如臂丛周围的血肿压迫。臂丛神经损伤在肱骨近端骨折中相当罕见，但在摩托车车祸等高能量损伤中时有发生。

由于肱骨近端骨折的发生率很高，而且有可能导致不可预知的结果，因此，肱骨近端骨折的肌腱需要明确的诊断和相应的治疗。特别是三、四部分骨折和二部分骨折伴大结节脱位大于 5 mm 的病例。对于这些类型的骨折，应该在骨折固定过程中直观地观察肩袖肌腱，或者在保守治疗的情况下行 MRI。对于任何一部分或二部分骨折，仅有微小的大结节移位，肩袖撕裂的发生率较低，因此没有必要进行初始 MRI 检查。对于三部分或更多部分骨折的移位较多的患者，建议对肩袖病变发生率较高、功能结果不一致的患者进行 MRI 检查。

第 **9** 章　髓内钉操作前准备（麻醉、体位、透视技巧）

一、麻醉

通常采用全身麻醉和臂丛神经阻滞的方法。术中会多次进行肩关节不同体位的透视，因此患者最好采用全身麻醉，以保证透视准确、安全地进行。采用臂丛神经阻滞（斜角肌肌间沟入路，注射 0.2% 罗哌卡因 30 ml）麻醉能够有效减轻术后疼痛。某些患者对疼痛较为敏感，麻醉医生会采用麻醉置管配合镇痛泵进行持续麻醉镇痛（0.175% 罗哌卡因）。需要注意的是，针管区域敷贴需要离手术切口尽量远，否则有污染手术区的风险（图 9-1）。

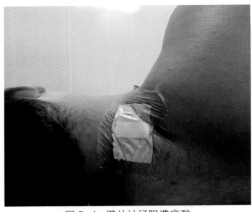

图 9-1　臂丛神经阻滞麻醉

二、体位

患者采取45°沙滩椅位，患肢尽量往外离开手术台的边缘，以方便透视（避免手术台的金属部件对C臂的遮挡）和术中实现肩关节的后伸以暴露肱骨头，但需要严格固定患者，以免发生跌落。需要注意的是，在术中肩关节的后伸尤其重要，髓内钉的置入需要使肱骨头尽量暴露于肩峰的前方，才能保证髓内钉进钉点的准确。为此，需要在肩胛骨下垫高来保证肩关节能最大程度地后伸。患者头部需要严格固定，且一定要反复确认是否存在臂丛神经的牵拉，以免发生相关并发症。患侧上肢常规消毒铺巾，需要很清楚地显示出喙突及肩峰。前臂使用无菌巾包裹，以方便于不同位置摆放肢体（图9-2）。

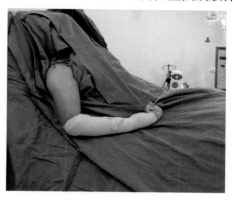

图9-2　采用沙滩椅位

三、透视技巧

术中透视主要包含肩关节的正位、腋位和侧位。透视时需要注意，一旦开始进行髓内钉植入的相关操作后，就要避免患肢外展，因相关部件可能与肩峰相撞击，造成肩峰骨折。

正位：患肢旋后并使用钳子夹于无菌单上进行固定。C臂接收器往前内扣30°，C臂平面与盂肱关节的冠状面相垂直（图9-3）。成像的标准是肩盂窝前后边缘线相重叠，能够很好地显示盂肱关节间隙。肱骨头不应该有重叠，肩峰下间隙以及盂肱关节间隙都应该最大程度地显示。

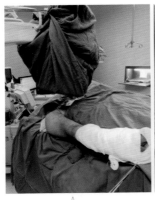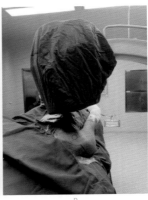

图9-3　透视正位时C臂的摆放

腋位：腋位需要在两个位置下进行透视，即肩关节内旋位腋位和外旋位腋位（需要注意，当髓内钉植入未全部完成时，肱骨头内存在相应的工具部件，此时要避免进行内旋位腋位的透视，因其可能造成肩峰骨折）。做外旋位时，可将前臂尽量旋后并用钳子夹于无菌单上进行固定。做内旋位时，可将前臂内旋30°~45°，同样使用钳子夹于无菌单上进行固定。C臂接收器应当尽量头倾位于肩关节的正上方，放射线应当与盂肱关节的水平面相垂直（图9-4）。要得到良好的成像，需要使肱骨头和肩盂没有明显的重叠。

侧位：患肢旋后并使用钳子夹于无菌单上进行固定。C臂接收器向外仰45°，使得放射线与肩胛骨所在平面相平行（图9-5）。良好的成像能够将肩胛冈显示出一个"Y"形，"Y"的前方是喙突，后方是肩胛冈。

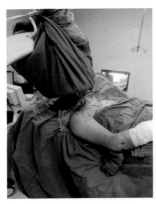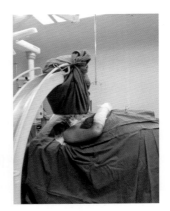

图9-4　透视腋位时C臂的摆放　　　图9-5　透视侧位时C臂的摆放

第 10 章

二部分骨折

肱骨近端骨折占所有骨折病例的 4%~5%，有超过 64% 的肱骨近端骨折为移位骨折，在移位的肱骨近端骨折中，40% 为二部分骨折。Neer 分型中认为，当骨折块移位超过 1 cm，成角超过 45° 时，即被认为是单独的一部分。二部分骨折可以分为二部分解剖颈骨折、二部分外科颈骨折、二部分大结节骨折、二部分小结节骨折，因二部分外科颈骨折适用于髓内钉治疗，故本章只讨论与之相关的内容。二部分外科颈骨折常见的分型为肱骨头内翻型和肱骨头外翻型，同时，由于损伤机制不同，肱骨头与干骺端会出现嵌插或分离的情况，因此术前应当仔细评估患者 X 线片、CT 影像来分析患者的损伤机制及骨折移位程度，在术中采用逆损伤机制进行骨折复位，如为内翻型骨折就撬起肱骨头内侧，为外翻型骨折就抬高肱骨头外侧。

对于二部分外科颈骨折，肱骨近端髓内钉相比于钢板有很强的优势。一方面，髓内钉属于髓内中心固定，相较于髓外钢板的偏心固定能够更好地对抗骨折的弯曲应力，尤其是内翻型骨折，其内固定失败率明显低于钢板，这点在骨质疏松的肱骨近端骨折老年患者的治疗上体现得更为明显。有研究发现，对于骨质疏松的患者，肱骨近端钢板容易出现锁定钉穿出关节面或者螺钉拔出的情况。另一方面，区别于三部分或者四部分骨折，二部分外科颈骨折不需要额外地固定大、小结节，因此对内置物上锁定螺钉的方向并没有严格的要求，钢板在这方面的优势也无处发挥。更重要的是，对于此类型的二部分骨折，使用髓内钉还能起到辅助复位的效果，只要选择好合适的进钉点，在插入髓内钉时干骺端就能够自行复位，降低手术难度。

　　肱骨近端二部分外科颈骨折术后发生肱骨头坏死的可能性较小，对于肱骨头缺血的评估，我们通常采用的标准是如果内后侧干骺端延伸部分 <8 mm，内侧铰链移位 >2 mm，则认为伤后肱骨头血供不佳。与此同时，在分析手术预后时，我们应当总体关注损伤机制、损伤程度、骨折类型、患者的年龄、骨质疏松情况等。在治疗时应注意矫正肱骨头内翻畸形，否则肱骨近端骨折内翻畸形容易出现术后肩袖的功能性失效和肩峰撞击，导致术后肩关节功能障碍。术中腋神经的保护是至关重要的，一旦发生腋神经损伤，将影响术后三角肌功能。值得注意的是，有超过71%的肱骨近端骨折为60岁以上老年患者，有文献报道老年患者普遍存在肩袖退行性改变，术前应当仔细评估患者是否合并肩袖损伤，通过询问患者伤前病史以及肩关节 MRI 检查均能够帮助明确诊断。如果术前明确患者合并肩袖损伤（如冈上肌、肩胛下肌等）则在切口的选择上要综合考虑，兼顾肱骨近端骨折的髓内钉固定和损伤肩袖的修补。

一、术前计划

　　（1）仔细进行体格检查，了解是否是开放性骨折，有无血管和神经损伤，特别是腋神经和桡神经。

　　（2）行标准肩胛骨前后位、肩胛骨侧位、改良腋位 X 线检查，必要时行对侧 X 线检查，了解髓腔直径（正侧位）；测量 AI、CSA、偏心距及 CD 值。

　　（3）行 CT 检查以了解肱骨头和大、小结节情况。

（4）行 MRI 检查以了解是否合并肩袖损伤。

（5）根据测量的髓腔直径准备 8 mm 或 9.5 mm Multiloc 肱骨近端髓内钉，备用不同孔数的 PHILOS 钢板。

（6）2.4 mm、3 mm 中空螺钉；2 号、5 号 Ethibond 或 Orthocord 缝线；1.5 mm、2 mm、2.5 mm 带螺纹克氏针。

二、典型病例

典型病例一：患者，女，58 岁，外伤致左肩部肿痛伴活动受限 4 小时以上。

1. 现病史

患者自诉于 2018 年 2 月 27 日晚上不慎摔倒，伤后即感左肩部疼痛、肿胀，肩关节活动受限，无头痛、头晕，无恶心、呕吐，无腹痛、腹胀。伤后至四川省骨科医院急诊科就诊，急诊给予左肩关节 X 线检查，影像显示左肱骨近端骨折，急诊给予骨折手法复位及小夹板固定后，以"左肱骨近端骨折"为诊断收入拟行进一步诊治。

2. 专科检查

左肩关节夹板外固定，取下夹板可见左肩部肿胀明显，皮肤无破溃、流血，局部皮肤青紫淤斑。肱骨近端广泛压痛，局部可触及骨擦感。左肩关节主动及被动活动痛性受限，同侧肘、腕关节活动度正常，拇指可背伸，桡动脉搏动有力。伤肢末端血液循环及皮肤浅感觉正常。

3. 影像学检查

见图 10-1、图 10-2。

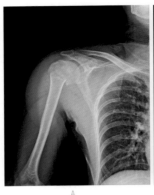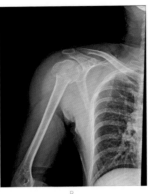

图 10-1 X 线片

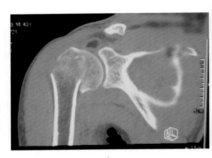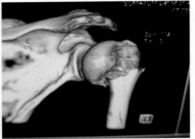

图 10-2 CT 影像

4. 关键手术操作

（1）沙滩椅位，肩后方垫高，以确保患肢在手术中可充分活动，特别是能后伸 15°~20°，调试术中透视设备，保证创伤位置无金属阻挡。

（2）经肩峰前外侧角交界处向下纵行切开，约 5 cm。在前、中 1/3 处向下劈开三角肌，此交界处的三角肌表面经常带有黄色的脂肪组织，用电刀刺激时界限明显。肩峰前角远端约 5 cm 三角肌滑囊反折处可触及横向走行的腋神经，可用缝线标记固定三角肌，以免牵拉时损伤。

（3）切除肩峰下滑囊及三角肌下滑囊，钝性分离并显露肱骨近端和肩袖组织，探查有无肩袖撕裂或肱二头肌长头肌腱卡锁于骨折断端，向前方用手指即可触及结节间沟及其中走行的肱二头肌长头肌腱。

（4）通过骨折断端用骨膜剥离器撬起肱骨头的内侧。将 1~2 枚 1.5 mm 带螺纹克氏针钻入肱骨头作为撬棒来帮助骨折复位（图 10-3），使用 Langenbeck 起子或骨膜剥离器对内侧（外侧）进行撬拨复位。此时，C 臂透视确认肱骨头内翻（外翻）嵌插是否完全纠正。两枚克氏针之间需预留主钉的空间，以免阻挡主钉顺利置入或扩孔开槽时破坏甚至切断克氏针。

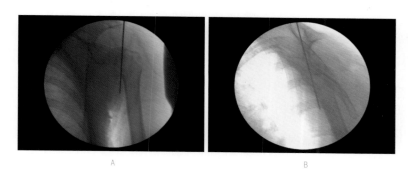

图 10-3　使用螺纹克氏针撬棒复位肱骨头

（5）在肱二头肌长头肌腱后侧 6~8 mm 腱腹结合部顺其走行切开肩袖，一般切开 15 mm 左右，利于保护肩袖和显露进钉点。握住上述两枚克氏针控制住肱骨头位置后在其最高点钻入导针。C 臂透视确认正确的进钉点和钉道方向后，分开肩袖组织，经导针用空心钻头扩孔开槽，一般仅钻透软骨下骨即可，操作时注意保护周围的肩袖组织（图 10-4）。

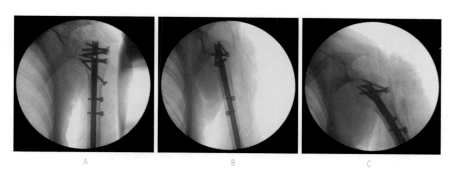

图 10-4　髓内钉置入完成

典型病例二：患者，男，67 岁，左上臂疼痛伴活动受限 2 天。

1. 现病史

患者于 2014 年 6 月 18 日在家行走时摔倒，左肩部着地，即感左肩部、左侧胁肋部、左髋部，疼痛、肿胀、活动受限，伤后即到医院急诊就诊，X 线片示"左侧肱骨外科颈骨折"，予支具外固定后以"左肱骨近端骨折"收入医院住院。

2. 专科检查

左肩部肿胀，无皮下青紫瘀斑，局部可扪及骨擦感和异常活动，肩关节活动明显受限，轴向叩击痛，左肘关节屈伸活动正常，前臂旋转活动正常，伤肢血液循环、感觉、活动正常，右上肢及双下肢外形及活动正常，生理反射存在，病理反射未引出。

3. 影像学检查

见图 10-5、图 10-6。

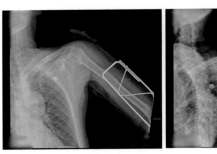

图 10-5　X 线片

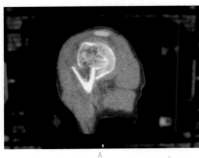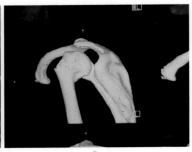

图 10-6　CT 影像

术中复位的方法技巧同典型病例一，术中复位透视图像如图 10-7 所示。

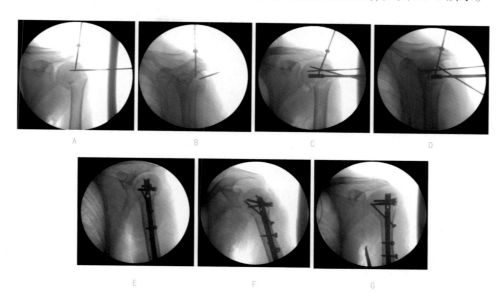

图 10-7 术中复位透视图像

典型病例三：患者，女，70 岁，右肩部伤痛 7 天。

1. 现病史

患者于 2014 年 12 月 3 日走路时不慎摔倒，致右肩部受伤，出现右肩部疼痛、肿胀、活动障碍。伤后无头痛、恶心、呕吐，无胸腹疼痛，遂到四川省骨科医院急诊科就诊，行 X 线检查诊断为"右肱骨近端骨折"，行手法复位、钢托外固定处理，后回家休息。2014 年 12 月 9 日到四川省骨科医院急诊科复诊，急诊科医生建议其住院治疗，遂收入我科住院。

2. 专科检查

右肩夹板、右肘钢托外固定，拆开外固定可见右肩部肿胀、压痛，右肩关节活动障碍。右桡动脉搏动有力，右上肢感觉未见异常，右肘、腕、手指活动未见异常。胸腹部无压痛。脊柱、骨盆、四肢未见异常。

3. 影像学检查

见图 10-8~ 图 10-10。

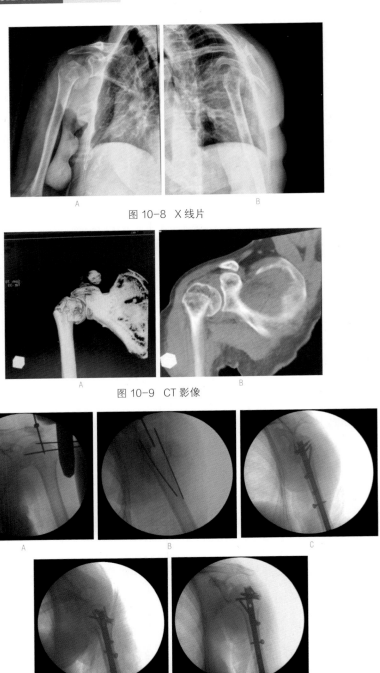

图 10-8　X 线片

图 10-9　CT 影像

图 10-10　术中透视图像

典型病例四：患者，女，60 岁，右肩伤痛 3 天。

1. 现病史

患者于入院 3 天前走路时不慎摔倒，右肩部先着地致伤，当即出现右肩部疼痛、肿胀、活动障碍，无恶心、呕吐、头晕。未做特殊处理即来本院急诊科就诊，行 X 线检查示右肱骨近端骨折，给予右上肢悬吊固定，并以"右肱骨近端粉碎性骨折"收入四川省骨科医院住院。

2. 专科检查

右肩绷带悬吊，右肩部及上臂肿胀，于右肱骨近端扪及明显骨擦感，局部压痛、叩痛明显，无肩关节空虚，肢端血液循环、感觉正常，肘、腕、指活动正常。四肢、脊柱未见畸形，无压痛、叩击痛。生理反射存在，病理反射未引出。

3. 影像学检查

见图 10-11~ 图 10-13。

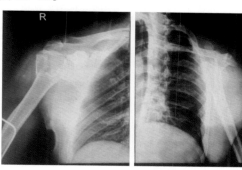

图 10-11　X 线片

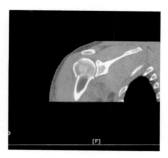

图 10-12　CT 影像

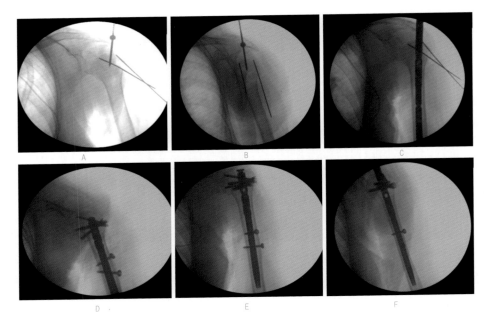

图 10-13　术中透视图像

典型病例五：患者，61岁，左肩伤痛2天。

1. 现病史

患者入院2天前旅游时不慎摔倒，即觉左肩疼痛，活动受限，伤后无昏迷、恶心、呕吐等症状，伤后至当地医院就诊，行X线片检查提示左肱骨近端粉碎性骨折，未予特殊处理。患者为求进一步诊治到医院就诊，急诊科医生查体阅片后予以手法复位、夹板钢托外固定制动等对症治疗后以"左肱骨近端粉碎性骨折，左肩关节后脱位"为诊断收入四川省骨科医院进一步治疗。

2. 专科检查

左肩部夹板钢托外固定，解开可见左肩明显肿胀，皮温偏高，肤色正常，局部环形压痛明显，左肩关节活动受限，轴向叩击痛，未触及明显的骨擦感，左肘关节、前臂、腕活动良好，肢端血液循环、感觉、运动正常；四肢肢体肌力、肌张力正常，肢端感觉、血液循环、活动良好。

3. 影像学检查

见图 10-14~ 图 10-16。

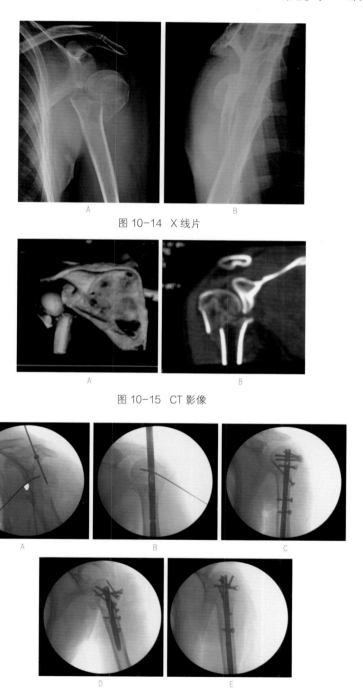

图 10-14　X 线片

图 10-15　CT 影像

图 10-16　术中透视图像

4. 术中注意事项及要点

（1）用带螺纹克氏针平行钻入肱骨头作为撬棒，在正侧位使肱骨头维持在与肩盂正常对应的位置，以避免内外翻和前后成角畸形。

（2）注意预留主钉插入的空间。

（3）根据逆损伤机制进行骨折的撬拨复位，但要注意力度，避免过度用力反而破坏干骺端的铰链结构。

（4）需要反复确认进钉点的位置及方向，良好的进钉点是手术成功的基础。

（5）对于骨质疏松特别明显且肱骨头偏薄者，第五点支撑相对于肱骨距螺钉更重要；当患者体型较小时不建议强行置入肱骨距螺钉，避免内侧柱破坏和腋神经损伤。

5. 常见手术切口及肩袖保护问题

（1）切口过小，解剖关系不清，操作困难。

（2）肩袖切口过小，造成扩孔时大量肩袖肌腱损伤；肩袖切口未与冈上下腱纤维平行，造成肩袖断裂和肱二头肌长头肌腱损伤。

（3）导针入点及方向未明确，盲目扩孔进钉导致复位不良，骨位丢失。

第11章

三、四部分骨折

三、四部分骨折往往意味着肱骨近端结构破坏严重，因此对其进行评估和相应的治疗更具挑战性。

在不稳定的三、四部分骨折中，除了出现二部分骨折中的骨干内旋和横向移位外，肩袖肌肉在横切面上牵拉附着的大结节骨折块也会加大肱二头肌外侧沟后侧的骨折间隙；大结节骨折块被冈下肌和小圆肌牵向后内侧，而小结节骨折块被肩胛下肌牵向前内侧。复杂肱骨近端骨折的复位难点在于需要矫正冠状位和矢状位等多平面、多方向的移位，其中，恢复肱骨头和大结节骨折块之间的解剖关系尤为重要。大结节骨折块复位丢失、固定失效会引起肩部重要的外旋肌群（冈下肌和小圆肌）的回缩和萎缩，最终导致假性麻痹和肩关节僵硬，使手术治疗困难。与此相反，如果肱骨大结节在解剖位置愈合，没有螺钉穿出或肩盂侵蚀，即使出现创伤后肱骨头坏死，患者也有良好的耐受性，仍可以保留一定的肩关节功能。因此，三、四部分骨折手术治疗的重点不是肱骨头，而是大结节的复位和固定。

切开复位内固定术的关键和难点是复位，按骨折的损伤机制，复位骨折时可采用逆损伤机制通过骨折断端进行，即对内翻型骨折撬起肱骨头内侧，对外翻型骨折抬高肱骨头外侧；同时牵拉缝合标记于大、小结节肩袖肌腱止点的不可吸收线完成复位，尽可能保持大、小结节骨环以及与之相连的肩袖组织的完整性和张力，以进一步增强对肱骨头的支撑；避免在肱二头肌长头肌腱内侧操作，以保护残存的血供。

一、术前计划

（1）仔细行体格检查，了解是否是开放性骨折，有无血管和神经损伤，特别是腋神经和桡神经。

（2）行标准肩胛骨前后位、肩胛骨侧位、改良腋位 X 线检查，必要时行对侧 X 线检查，了解髓腔直径（正侧位）；测量 AI、CSA、偏心距、CD 值。

（3）CT 检查以了解肱骨头和大、小结节情况，特别要排除头劈裂骨折，测量肱骨头厚度。

（4）怀疑有肩袖撕裂时行 MRI 检查。

（5）根据测量的髓腔直径准备 8 mm 或 9.5 mm Multiloc 肱骨近端髓内钉，备用不同孔数的 PHILOS 钢板。

（6）2.4 mm、3 mm 中空螺钉；2 号、5 号 Ethibond 或 Orthocord 缝线；1.5 mm、2 mm、2.5 mm 带螺纹克氏针。

二、典型病例

典型病例一（内翻嵌插型）： 患者，女，73 岁，右肩部疼痛、肿胀、活动受限 3 天以上。

1. 现病史

患者不慎从凳子上摔倒，右肩部着地，当即感到右肩关节疼痛，不能活动，随即送至医院就诊，X 线检查示"右肱骨近端骨折"，给予手法复位、小夹板外固定等治疗后，于第二日来医院门诊行 X 线检查后入院。

2. 专科检查

右上臂维持夹板外固定，三角巾悬吊伤肢于胸前，解除后见右肩关节轻微肿胀，三角肌及前臂肌肉无萎缩，右肱骨近端处压痛、叩痛，可扪及明显骨擦感及异常活动，纵向叩击痛，右上臂皮肤无感觉异常。伤肢远端血液循环、感觉、手指活动正常，左上肢及双下肢未见异常。

3. 影像学检查

见图 11-1、图 11-2。

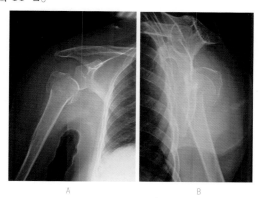

图 11-1　X 线片

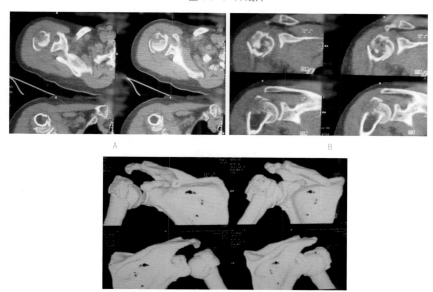

图 11-2　CT 影像

4. 关键手术操作

（1）沙滩椅位，肩后方垫高，以确保患肢在手术中可充分活动，特别是能后伸15°~20°，调试术中透视设备，保证创伤位置无金属阻挡。

（2）经肩峰前外侧角交界处向下纵行切开约5 cm。在前、中1/3处向下劈开三角肌，此交界处的三角肌表面经常带有黄色的脂肪组织，用电刀刺激时界限明显。肩峰前角远端约5 cm三角肌滑囊反折处可触及横向走行的腋神经，可用缝线标记固定三角肌，以免牵拉时损伤。

（3）切除肩峰下滑囊及三角肌下滑囊，钝性分离并显露肱骨近端和肩袖组织，探查有无肩袖撕裂或肱二头肌长头肌腱卡锁于骨折断端，向前方用手指即可触及结节间沟及其中走行的肱二头肌长头肌腱。用5号Ethibond缝线标记缝合大结节肩袖肌腱止点作为牵引线，以便于术中控制大结节骨折块。

（4）通过骨折断端用骨膜剥离器撬起肱骨头的内侧，同时牵拉缝合在大结节肩袖肌腱止点的5号Ethibond缝线完成复位。用1枚1.5 mm带螺纹克氏针临时固定大结节骨折块，在结节间沟处用另1枚2 mm带螺纹克氏针钻入肱骨头并将其作为撬棒帮助骨折复位，又可维持肱骨头的位置利于主钉正确插入。此时，C臂透视确认大结节复位情况及肱骨头内翻和后侧嵌插是否完全纠正。两枚克氏针之间需预留主钉的空间，以免阻挡主钉顺利置入或扩孔开槽时破坏甚至切断克氏针（图11-3）。

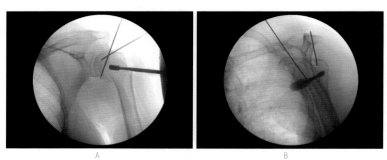

图11-3 使用螺纹克氏针撬棒复位肱骨头

（5）在肱二头肌长头肌腱后侧6~8 mm腱腹结合部顺其走行切开肩袖，一般切开15 mm左右利于保护肩袖和显露进钉点，握住上述两枚克氏针控制住肱骨头位置后在其最高点钻入导针。C 臂透视确认正确的进钉点和钉道方向后，分开肩袖组织经导针用空心钻头扩孔开槽，一般钻透软骨下骨即可，期间注意保护周围的肩袖组织（图 11-4）。

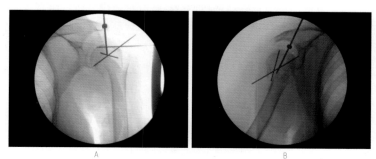

图 11-4　置入髓内钉导针

（6）插入 8 mm Multiloc 髓内钉，一般不需要干骺端完全复位，只需顺着肱骨头已开槽的钉道找到远端的髓腔即可完成横向复位，C 臂透视下完成远近端旋转的纠正，确认复位及髓内钉位置满意后选用 3 枚 4.5 mm 近端螺钉及 2 枚 3.5 mm 钉中钉固定肱骨头，用 4 mm Calcar 螺钉对肱骨距进行支撑，远端使用两枚 4 mm 的锁定螺钉固定（图 11-5）。

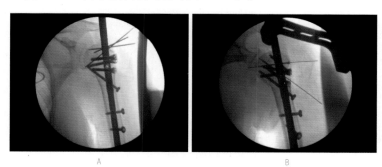

图 11-5　髓内钉置入完成

（7）大结节另外辅以两枚 3 mm 中空 Herbert 螺钉固定（图 11-6）。用 Orthocord 缝线缝合与大结节骨折块相连的肩袖肌腱至 Multiloc 螺钉孔加强固定大、小结节骨折块（图 11-7）。

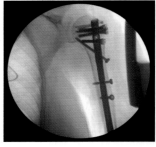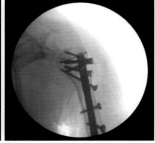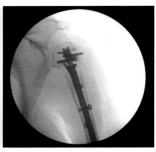

图 11-6 置入 Herbert 螺钉加强固定大结节

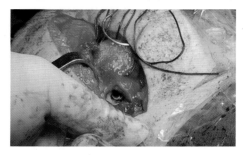

图 11-7 使用 Orthocord 缝线加强缝合

5. 术中注意事项及要点

（1）用 2 枚带螺纹克氏针平行钻入肱骨头作为操纵杆。

（2）注意预留主钉插入的空间。

（3）维持大结节和肩袖组织的完整性和张力。

（4）用 1.5 mm 带螺纹克氏针固定大结节，如影响主钉开槽扩孔和置入，先找到合适位置用另一枚固定后再拔出。

（5）将三部分外科颈骨折变为二部分外科颈骨折。

（6）通过克氏针操纵杆在正侧位使肱骨头保持与肩盂正常对应的位置，以避免内外翻和前后成角畸形。

（7）注意肱二头肌长头肌腱在折端的卡锁。

（8）第五点支撑相对于肱骨距螺钉更重要，特别是骨质疏松明显且肱骨头偏薄者；肱骨距螺钉在患者体型较小时不建议强行置入，避免破坏内侧柱和损伤腋神经。

（9）结节骨折块带较大肱骨头关节面时，如预计肱骨头扩孔后骨环宽度不足（小于 3 mm）时，建议更换 PHILOS 钢板固定。

6. 常见手术切口及肩袖保护问题

（1）切口过小，解剖关系不清，操作困难。

（2）肩袖切口过小造成扩孔时大量肩袖肌腱损伤；肩袖切口未与冈上下腱纤维平行，造成肩袖断裂和肱二头肌长头肌腱损伤。

（3）导针入点及方向未明确，盲目扩孔进钉导致复位不良，骨位丢失。

典型病例二（内翻分离型）：患者，男，50 岁，右肩部疼痛、肿胀、活动受限 10 天。

1. 现病史

患者于 10 天前骑摩托车摔倒致伤，致右肩关节疼痛、活动受限，送至医院就诊，X 线检查示"右肱骨近端骨折"，具体治疗经过不详。治疗后，来四川省骨科医院门诊行 X 线检查后入院。

2. 专科检查

右上臂维持夹板外固定，三角巾悬吊伤肢于胸前，解除后见右肩关节轻微肿胀，三角肌及前臂肌肉无萎缩，右肱骨近端处压痛、叩痛，可扪及轻微骨擦感，纵向叩击痛，右上臂皮肤无感觉异常。伤肢远端血液循环、感觉、手指活动正常。

3. 影像学检查

见图 11-8、图 11-9。

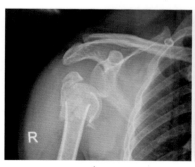
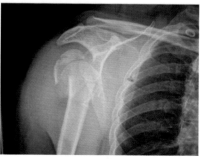

A   B

图 11-8　X 线片

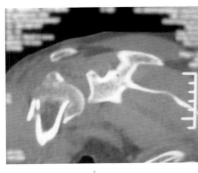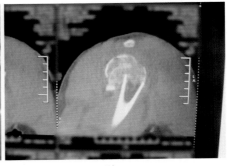

图 11-9 CT影像

4. 关键手术操作

（1）沙滩椅位，肩后方垫高，以确保患肢在手术中可充分活动，特别是能后伸 15°~20°，调试术中透视设备，保证创伤位置无金属阻挡。

（2）经三角肌胸大肌入路切开约 10 cm，将头静脉及三角肌拉向外侧。切开锁胸筋膜，切除肩峰下滑囊及三角肌下滑囊，钝性分离并显露肱骨近端和肩袖组织，探查有无肩袖撕裂或肱二头肌长头肌腱卡锁于骨折断端，向前方用手指即可触及结节间沟及其中走行的肱二头肌长头肌腱。打开肩袖间隙，用 5 号 Ethibond 缝线标记缝合大、小结节肩袖肌腱止点作为牵引线，以便控制大、小结节骨折块（图 11-10）。术中注意保护腋神经。

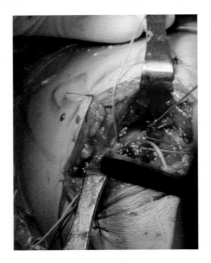

图 11-10 缝合大、小肩袖肌腱止点作为牵引线

（3）通过结节间沟后侧 6~8 mm 大结节本身骨折线顺冈上肌和冈下肌走行方向切开肩袖肌腱，将后侧大结节骨折块通过缝合于肩袖肌腱附着点的 5号 Ethibond 缝线将其向后侧牵拉开。骨折断端用骨膜剥离器撬起肱骨头的内侧，用 3 枚 1.5 mm 和 2.0 mm 带螺纹克氏针从结节间沟附近呈扇形钻入肱骨头作为撬棒帮助肱骨头和干骺端复位，并控制肱骨头的位置以便主钉正确插入，其中 2 枚 1.5 mm 带螺纹克氏针分别固定小结节和前方大结节骨折块。此时，C 臂透视确认肱骨头内翻和后侧嵌插是否完全纠正。术中随时注意调整或拔出阻挡主钉置入的克氏针，预留足够的空间以免阻挡其顺利置入或扩孔开槽时破坏甚至切断克氏针。在直视下从肱骨头最高点钻入导针，C 臂透视确认正确的入钉点和钉道方向后，分开肩袖组织经导针用空心钻头扩孔开槽，一般钻透软骨下骨即可，期间注意保护周围的肩袖组织（图 11-11）。

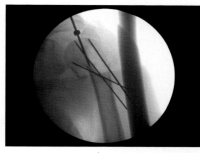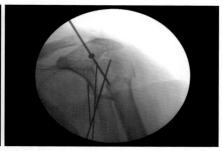

图 11-11 复位肱骨头置入髓内钉导针

（4）插入 8.0 mm Multiloc 髓内钉，一般不需要干骺端完全复位，只需顺着肱骨头已开槽的钉道找到远端的髓腔即可完成横向复位，牵拉缝合于肩袖肌腱附着点的 5 号 Ethibond 缝线，将后侧大结节骨折块复位于结节间沟后 6 mm 处的前方大结节，用 1.5 mm 克氏针固定（图 11-12、图 11-13）。

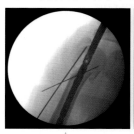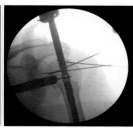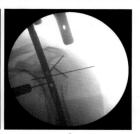

图 11-12 置入髓内钉（术中透视）

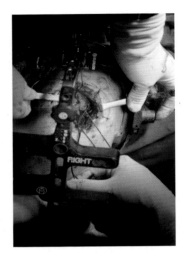

图 11-13 置入髓内钉

（5）C 臂透视下完成远近端旋转的纠正，确认复位及髓内钉位置满意并维持该位置后，选用 3 枚 4.5 mm 近端螺钉及 2 枚 3.5 mm 钉中钉固定肱骨头，用 4 mm Calcar 螺钉对肱骨距进行支撑，远端使用两枚 4 mm 锁定螺钉固定（图11-14）。

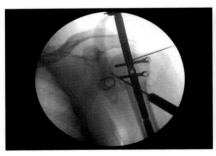
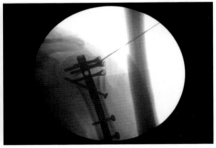

A

B

图 11-14 髓内钉置入完成

（6）另外辅以一枚 3 mm 中空 Herbert 螺钉固定大结节。用 Orthocord 缝线缝合与大结节骨折块相连的肩袖肌腱至 Multiloc 螺钉孔加强固定大、小结节骨折块（图11-15）。仔细修补肩袖组织。

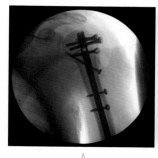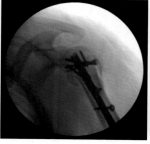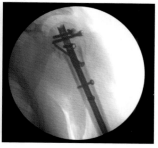

图 11-15 Herbert 螺钉及缝线加强固定大、小结节

5. 术中注意事项及要点

（1）对于复杂的四部分骨折或骨折脱位需考虑处理肱骨头或小结节时，可选择三角肌、胸大肌间沟入路。

（2）用 3 枚带螺纹克氏针平行钻入肱骨头作为操纵杆，其中 2 枚 1.5 mm 带螺纹克氏针分别固定小结节和前方大结节骨折块，注意预留主钉插入的空间。

（3）通过克氏针操纵杆在正侧位使肱骨头保持与肩盂正常对应的位置，以避免内外翻和前后成角畸形。

（4）将后侧大结节骨折块通过缝合于肩袖肌腱附着点的 5 号 Ethibond 缝线将其向后侧牵拉开，便于在肱骨头最高点钻入导针并判断其方向。

（5）用 1.5 mm 带螺纹克氏针固定大、小结节，如影响主钉开槽扩孔和置入时先找到合适位置用另一枚固定后再拔出，调整后不能影响骨位。

（6）将四部分骨折直接变为二部分外科颈骨折，置入主钉后，牵拉复位后侧大结节骨折块，为减少肩袖张力可外旋肱骨头，但严禁外展，避免主钉以肩峰为支点造成周围骨环破裂失去第五点支撑。

（7）第五点支撑相对于肱骨距螺钉更重要，特别是骨质疏松明显且肱骨头偏薄者；肱骨距螺钉在患者体型较小时不建议强行置入，避免内侧柱破坏和腋神经损伤。

（8）结节骨折块带较大肱骨头关节面时，如预计肱骨头扩孔后骨环宽度不足（小于 3 mm）时，建议更换 PHILOS 钢板固定。

6. 常见手术切口及肩袖保护问题

（1）切口过小，解剖关系不清，操作困难。

（2）导针入点及方向未明确盲目扩孔进钉导致复位不良，骨位丢失。

（3）固定完成后需仔细通过"边—边"、环形或"8"字形缝合肩袖肌腱和大、小结节骨—软组织环。

（4）顺冈上肌和冈下肌走行方向切开肩袖肌腱，如肩袖切口未与冈上下腱纤维平行，可造成肩袖断裂和肱二头肌长头肌腱损伤。

典型病例三（外翻分离型）：患者，男，62岁，右肩部跌伤后疼痛、肿胀、活动受限7天。

1. 现病史

患者于7天前在家下楼梯时不慎摔倒，致右肩受伤，出现右肩疼痛、肿胀、活动障碍，右膝外侧皮肤擦伤。伤后无头痛、恶心、呕吐，无胸腹疼痛。遂到当地骨科医院就诊，行X线检查诊断为"右肱骨近端骨折"，并住院输液治疗（具体药物不详）。现来我院门诊行X线检查后入院。既往有患肩疼痛、前列腺增生症及肝脏囊肿。

2. 专科检查

右上臂维持夹板外固定，三角巾悬吊伤肢于胸前，解除后见右肩关节肿胀明显，三角肌及前臂肌肉无萎缩，右肱骨近端处压痛、叩痛，可扪及骨擦感，纵向叩击痛，右上臂皮肤无感觉异常。伤肢远端血液循环、感觉、手指活动正常。

3、影像学检查

见图11-16~图11-18。

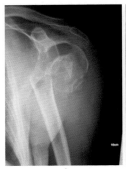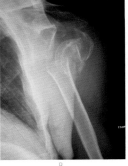

图 11-16　X线片

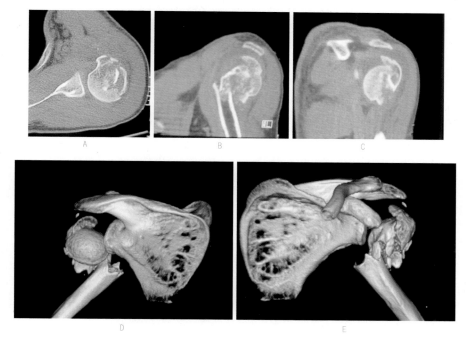

图 11-17　CT 影像

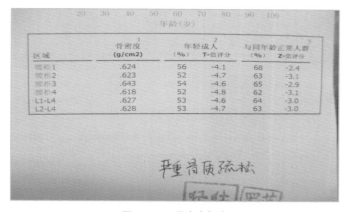

图 11-18　骨密度报告

4. 术前计划

（1）仔细进行体格检查，排除开放性骨折，确认是否有血管和神经损伤，特别是腋神经和桡神经。

（2）测量髓腔直径（正侧位）、AI、CD 值。

（3）CT 检查显示大结节连带肱骨头较大关节面骨折块，测量肱骨头厚度。

（4）伤前患肩疼痛史，怀疑有肩袖撕裂，未行 MRI 检查。

（5）确诊为有严重骨质疏松的分离型三部分骨折，准备人工肩关节假体行置换术。

（6）根据测量的髓腔直径准备 8 mm Multiloc 肱骨近端髓内钉。

（7）2.4 mm、3 mm 中空螺钉；2 号、5 号 Ethibond 或 Orthocord 缝线；1.5 mm、2 mm、2.5 mm 带螺纹克氏针。

5. 关键手术操作

（1）患者沙滩椅位，肩后方垫高，以确保患肢在手术中可充分活动，特别是能后伸 15°~20°，调试术中透视设备，保证创伤位置无金属阻挡。

（2）经三角肌、胸大肌间沟入路切开约 10 cm。将头静脉及三角肌拉向外侧。切开锁胸筋膜，切除肩峰下滑囊及三角肌下滑囊，钝性分离并显露肱骨近端和肩袖组织，探查见巨大肩袖撕裂，肱二头肌长头肌腱退变部分断裂（图 11-19）。改变手术方式，由术前计划的人工肱骨头置换术改为肱骨近端髓内钉内固定及肩袖修补术。

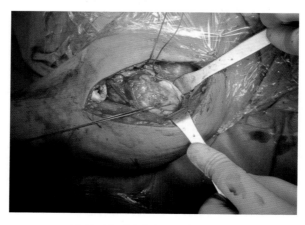

图 11-19 术中探查见巨大肩袖撕裂

（3）找到结节间沟，切断退变的肱二头肌长头肌腱。打开肩袖间隙，用5号 Ethibond 缝线标记缝合大、小结节肩袖肌腱止点作为牵引线，以便控制大、小结节骨折块。探查并保护腋神经。用 2 枚 2.5 mm 带螺纹克氏针经小结节和前方大结节骨折块钻入肱骨头，纠正其外翻和后倒向前成角并通过克氏针控制肱骨头位置，牵拉缝合在大结节肩袖肌腱止点的 5 号 Ethibond 缝线完成复位。用 3 枚 1.5 mm 带螺纹克氏针临时固定大结节骨折块。两组克氏针之间需预留主钉的空间，以免阻挡其顺利置入或扩孔开槽时破坏甚至切断克氏针。通过上述两组克氏针向前外拽住肱骨头，适度外翻，加大颈干角，增加 CD 值；对这一病例该技术更为重要，因大结节连带有较大肱骨头关节面骨折块。握住上述两组克氏针控制住肱骨头位置后在其最高点尽可能偏内侧钻入导针。C臂透视确认正确的进钉点和钉道方向后，分开肩袖组织经导针用空心钻头扩孔开槽，一般仅需要钻透软骨下骨即可（图 11-20）。

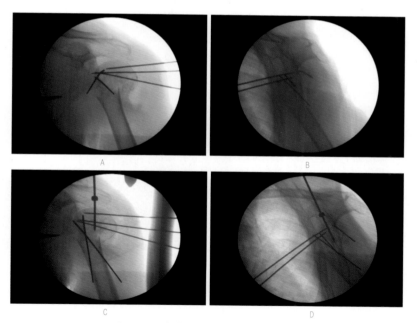

图 11-20　复位肱骨头、置入髓内钉导针

（4）插入 8 mm Multiloc 髓内钉，一般不需要干骺端完全复位，只需顺着肱骨头已开槽的钉道找到远端的髓腔即可完成横向复位，因肱骨头厚度偏

薄且骨质疏松严重，注意主钉置入应稍浅，使第五点支撑周围有更多的软骨下骨，增加其稳定性（图11-21）。

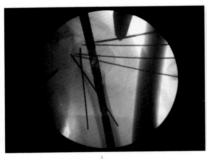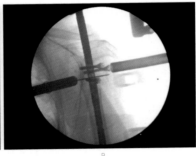

图 11-21 髓内钉主钉置入

（5）确认肱骨近端复位及髓内钉位置满意并维持该位置后，选用 3 枚 4.5 mm 近端螺钉及 2 枚 3.5 mm 钉中钉固定肱骨头，因体型原因不能用 4 mm Calcar 螺钉对肱骨距进行支撑，C 臂透视下完成远近端旋转的纠正，远端使用 2 枚 4 mm 锁定螺钉固定。另外辅以 1 枚 2.4 mm 中空 Herbert 螺钉固定前侧大结节骨折块。用 Orthocord 缝线缝合与大结节骨折块相连的肩袖肌腱至 Multiloc 螺钉孔加强固定大、小结节骨折块（图11-22）。尽可能部分修补肩袖组织，恢复其水平力偶。

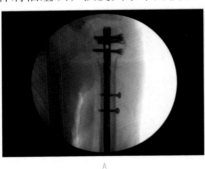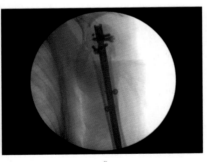

图 11-22 Herbert 螺钉及缝线加强固定大、小结节

6. 术中注意事项及要点

（1）对于复杂的三部分骨折或骨折脱位考虑行人工肩关节置换术或翻修，可选择三角肌、胸大肌间沟入路。

（2）用 2 枚 2.5 mm 带螺纹克氏针经小结节和前方大结节骨折块钻入肱骨头，纠正其外翻和后倒向前成角，并通过克氏针控制肱骨头位置。

（3）牵拉缝合在大结节肩袖肌腱止点的 5 号 Ethibond 缝线完成复位，用 3 枚 1.5 mm 带螺纹克氏针临时固定大结节骨折块。

（4）两组克氏针之间需预留主钉的空间，以免阻挡主钉顺利置入或扩孔开槽时破坏甚至切断克氏针。可以通过上述两组克氏针向前外拽住肱骨头，适度外翻加大颈干角，增加 CD 值。

（5）肱骨头厚度偏薄且骨质疏松严重，注意主钉置入应稍浅，使第五点支撑周围有更多的软骨下骨，增加其稳定性。

（6）置入主钉后，严禁外展，避免主钉以肩峰为支点造成周围骨环破裂，失去第五点支撑。

（7）第五点支撑相对于肱骨距螺钉更重要，特别是骨质疏松明显且肱骨头偏薄者，肱骨距螺钉在该例体型患者较小时不建议强行置入，避免破坏内侧柱和损伤腋神经。

（8）大结节带较大肱骨头关节面骨折块时，如预计肱骨头扩孔后骨环宽度不足（小于 3 mm）时，尽可能在其最高点偏内侧钻入导针，可增加扩孔后骨环宽度，如仍不足，建议根据骨质疏松程度更换 PHILOS 钢板固定或行人工肩关节置换术。

7. 常见手术切口及肩袖保护问题

（1）切口过小，解剖关系不清，操作困难。

（2）导针入点及方向未明确，盲目扩孔进钉导致复位不良，骨位丢失。

（3）固定完成后需仔细通过环形或"8"字形缝合肩袖肌腱和大、小结节骨—软组织环。

（4）尽可能部分修补肩袖组织，以恢复其水平力偶，如肱二头肌长头肌腱完整，可通过肱二头肌长头肌腱转位（Chinese Way）修复巨大肩袖撕裂。

第 **12** 章　三、四部分骨折脱位

一、三、四部分骨折脱位的治疗难点

移位的肱骨近端骨折保守治疗疗效差，常见的肱骨近端骨折畸形愈合后，若以欧洲五维生存质量量表（EQ-5D）来衡量，肩关节疼痛和活动受限会导致患者生活自理能力不同程度地下降，特别是合并肱骨头骨折和盂肱关节脱位的长期预后更差。对于有移位的、不稳定的四部分肱骨近端骨折脱位，如附着于肱骨头的骨折块带有血供，可通过复位和内固定的手术治疗而获益。年轻患者肱骨近端三、四部分骨折脱位，一般均由高能量损伤所致，骨折移位大，肱骨头周围软组织铰链损伤严重，肱骨头血供受到严重损伤，导致切开复位内固定（ORIF）术后发生骨不连或缺血性坏死的风险增高。然而骨折后早期的肱骨头缺血并不一定会发展为坏死塌陷，在解剖复位、稳定固定有利于肱骨头血供重建的情况下，保留肱骨头的内固定术仍值得考虑。因此，急性骨折脱位需要通过切开复位内固定迅速治疗，以获得早期骨折愈合，但粉碎的骨折块以及伴发的神经和血管损伤增加了手术治疗的复杂性和难度。考虑到老年患者手术并发症发生率较高，术前除了全面评估患者的手术耐受性、骨折移位程度和骨质疏松等情况外，更应当与患者及家属详细讨论手术和保守治疗的利弊。对无法耐受手术或者无法承受手术风险的患者，采取保守治疗。

二、分型

肱骨近端骨折脱位（图 12-1）在 Neer 分型中为Ⅵ型，Ⅵ型即代表着存在肱骨关节脱位，再结合骨折的类型进行分类。常见的肱骨近端三、四部分骨折脱位是指肱骨头前脱位、肱骨干骺端骨折、大结节和小结节骨折。肱骨近端骨折脱位在另一种常用的分类体系 AO/OTA 分型中为 11B3、11C3；其中，11C3 是指关节内骨折伴随盂肱关节脱位，11C3.2 是指解剖须和大、小结节骨折。对于骨折脱位，根据病理生理特点一般可分为两类，一是肩关节前、后脱位，伴有大结节或小结节骨折；二是肱骨头脱位伴有肱骨头的头下骨折或肱骨头

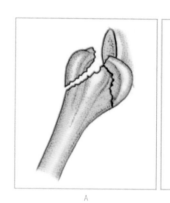
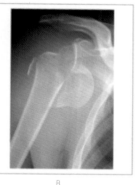

A   B

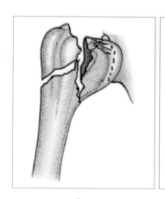
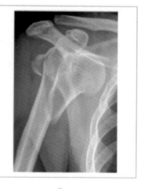

C   D

图 12-1 肱骨近端骨折脱位示意图

多部分骨折。三、四部分骨折脱位，即为骨折累及头下及大结节或 / 和小结节。

肱骨近端骨折脱位是一种特殊类型的肱骨近端骨折，有以下特点：①肩关节脱位以肱骨头前向脱位为主，肱骨头后向脱位罕见；②肱骨头和肱骨干之间连续性中断；③伴有大结节或 / 和小结节骨折。

三、损伤机制

在大多数情况下，手臂伸直位受伤，就可能会导致肱骨近端骨折脱位，前或后关节囊破裂取决于肩关节脱位的方向。 肱骨近端骨折脱位也可由癫痫发作导致，在肩关节后脱位中多达 60% 时，在肱骨头与小结节之间表现出特征性压缩（Reverse Hill-Sachs）损伤，甚至发生骨折或脱位。

老年人群中，即使是低能量损伤也会导致多部分骨折和骨折脱位，这分别是由于骨质疏松、糖尿病等病理因素损害了骨密度和骨质量。另一个被认为是多部分骨折甚至骨折脱位的倾向因素是肩袖肌腱的退行性改变以及肩胛带肌肉的萎缩。

从流行病学调查结果分析，老年性肩关节前脱位好发于 70 岁以上的女性，这一特点与肱骨近端骨折的发病人群吻合。Edlson 认为肱骨近端骨折或骨折脱位源于同一损伤机制，与跌倒后的人体出于自我防御的反射性保护动作有关。Emond 的研究发现，40 岁以上患者肩关节前脱位伴发肱骨近端骨折的发生率是年轻患者的 5 倍，初发性肩关节前脱位伴肱骨近端骨折的发生率是复发性脱位的 4 倍。另外，老年性的肩袖退化往往导致肩关节软组织稳定性减弱。

四、诊断和治疗

在对患者进行初步的临床检查，包括对神经性和脉搏状况的确切记录后，应至少在三个平面（标准的正位、侧位和腋位）进行 X 线检查。CT 检查能进一步明确骨折块的移位情况、粉碎程度和有无隐匿性骨折，并进行精确的测量评估。三、四部分骨折脱位的临床体检应特别强调明确有无血管和神经的损伤，在临床怀疑血管病变的情况下，应进行血管造影以检测血管病变程度及范围。如果怀疑有肩袖损伤，可以考虑增加 MRI 检查。在任何怀疑神经性损伤的情况下，都要进行电生理学检查，以准确评估神经性病变。

要特别警惕肩关节前脱位伴无移位或轻微移位的肱骨解剖颈骨折，其治疗方法至今尚无定论。可以尝试在充分麻醉、肌肉松弛状态下对肩关节脱位进行复位，但是复位过程中发生肱骨头和肱骨干骺端之间移位加重的可能性较大，必须在复位前向患者和家属告知相关风险。可以在麻醉下先使用多枚克氏针临时固定肱骨头和肱骨干，然后再尝试手法复位。这一方法的优点在于简单、快速，无须准备特殊的内固定器材。老年性肱骨近端骨折复位后是否需要接受进一步手术治疗须结合患者情况、骨折类型、对术后肩关节功能康复的要求等因素进行综合考虑。如果肩关节脱位未得到正确纠正，根据损伤的情况，应尽早进行切开复位内固定术或人工肩关节置换术。

第三代肱骨近端锁髓内钉的设计优化了结节骨折块的固定，通过第五点支撑增加了肱骨头的稳定性（这要求肱骨头软骨下骨的厚度至少为 15 mm），提高了骨质疏松性肱骨近端骨折的重建和固定效果，避免了早期髓内钉相关的常见并发症和问题。对骨质疏松和粉碎的大、小结节骨折块辅以单独的中空螺钉和缝线可明显减少结节骨折块复位丢失、固定失效的可能性。这些优势使第三代髓内钉在治疗老年患者三、四部分骨折脱位时临床疗效显著提高。

五、术前计划

（1）仔细行体格检查，了解肩关节周围软组织情况，确定是否是开放性骨折，有无血管和神经损伤，特别是腋神经和桡神经。

（2）行标准肩胛骨前后位、肩胛骨侧位、改良腋位 X 线检查，必要时行对侧 X 线检查，了解髓腔直径（正侧位）；测量 AI、CSA、偏心距、CD 值、大、小结节骨折块附连的肱骨头骨折块以及盾形骨折块的大小。

（3）行CT检查以了解肱骨头和大、小结节情况，特别要排除肱骨头劈裂骨折，测量肱骨头厚度。

（4）怀疑有肩袖撕裂时，术前应行MRI检查以评估肩袖情况。

（5）根据测量的髓腔直径，准备8 mm或9.5 mm Multiloc肱骨近端髓内钉，术中备不同孔数的PHILOS钢板。

（6）2.4 mm、3 mm中空螺钉；2号、5号Ethibond或Orthocord缝线；1.5 mm、2 mm、2.5 mm带螺纹克氏针。

六、典型病例

典型病例一：患者，女，87岁，左肩部伤痛、肿胀、活动受限1天。

1. 现病史

患者自述于2020年3月12日在家中不慎滑倒，左手撑地。随即出现左上臂疼痛、功能障碍，患肢麻木。伤后无昏迷、恶心、呕吐，无皮肤破裂伤等其他不适。随即来医院急诊科求治，予以X线检查，诊断为"左肱骨近端骨折、肩关节前脱位"，给予伤肢手法整复，效果欠佳，完善相关检查后收入医院住院治疗。

2. 专科检查

左上臂吊带外固定中，打开见左肩部肿胀，左肩关节周围可扪及明显压痛，可扪及骨折断端的骨擦感及异常活动，左上臂主动活动受限，左肘关节不能主动屈曲，左腕关节不能主动背伸，左手拇指不能主动背伸，患肢远端血液循环良好，桡动脉搏动可扪及，左肩关节三角肌区域皮肤及肢端感觉麻木，皮肤感觉减退。左髋关节外侧见手术瘢痕，愈合良好。右上肢及双下肢腱反射正常，活动及感觉正常，病理反射未引出。

3. 影像学检查

见图12-2、图12-3。

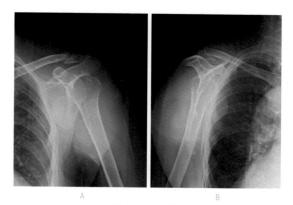

图 12-2 X 线片

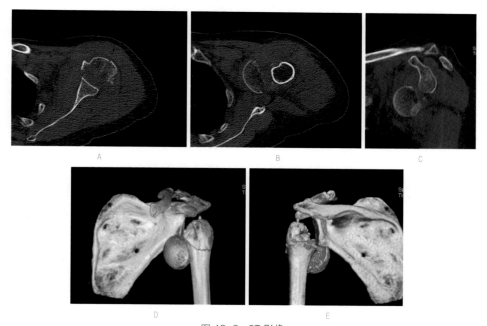

图 12-3 CT 影像

4. 关键手术操作

（1）患者沙滩椅位，肩后方垫高，将患肩关节尽量置于床边，以确保患肢在手术中可充分活动，特别是能后伸 15°~20°。调试术中透视设备，保证创伤位置无金属遮挡。

（2）取三角肌、胸大肌间沟入路，纵行切开 8~10 cm，找到头静脉，将头静脉连同三角肌向外侧牵拉开。切开锁胸筋膜，找到肱二头肌长头肌腱并以其为标志，用 5 号 Ethibond 缝线标记缝合大、小结节肩袖肌腱止点作为牵引线，以便控制及复位大、小结节骨折块。术中可依据情况打开肩袖间隙或翻开大、小结节，显露脱位的肱骨头，充分显露肱骨头与肩盂。对于肱骨头脱位移位不大，仍有部分下方关节囊相连的，肱骨头位于肩胛下肌的关节面侧，在肱骨头钻入两枚直径 2 mm 带螺纹克氏针，应控制带螺纹克氏针的钻入深度，不能突出肱骨头软骨面，从肩盂缘使用骨膜剥离器撬起肱骨头。术者一只手控制撬拨的骨膜剥离器，另一只手抓住带螺纹克氏针尾端，配合上提及旋转，一般即可复位脱位的肱骨头。对于肱骨头脱位移位较大的，脱位肱骨头位于肩胛下肌的下方内侧，需要牵拉开肩胛下肌，充分显露脱位的肱骨头及肩盂的关系。可以通过术者的手指及配合点式复位钳，或者钻入 2~3 枚直径 2 mm 带螺纹克氏针，应控制带螺纹克氏针的钻入深度，钻入的带螺纹克氏针应该尽可能分散，不能突出肱骨头软骨面。通过上提带螺纹克氏针尾及配合点式复位钳或骨膜剥离器，完成肱骨头的复位。接着将复位的肱骨头与干骺端复位，需要用直径 2.5 mm 带螺纹克氏针将肱骨头与肱骨干临时固定，再牵引 5 号 Ethibond 缝线将大结节与复位的肱骨头复位，使用直径 1.5 mm 带螺纹克氏针临时固定，置入所有临时固定的克氏针时均应该考虑主钉进入的通路，不要影响主钉插入，C 臂透视检查骨位情况（图 12-4）。

（3）复位满意后尽量内收、后伸肩关节，让肱骨头位于肩峰前缘的前方，牵引固定肱骨头的带螺纹克氏针将肱骨头外翻。在肱二头肌长头肌腱后侧 6~8 mm 腱腹结合部顺其走行切开肩袖，一般切开 15 mm 左右，有利于保护肩袖和显露进钉点。C 臂透视确认正确的进钉点和钉道方向后，分开肩袖组织，经导针用空心钻头扩孔开槽，一般钻至软骨下骨即可，期间仔细保护周围的肩袖组织（图 12-5）。顺开槽方向置入主钉，主钉深度至软骨下 2 mm 左右，C 臂透视确认复位及髓内钉位置满意后选用 3 枚 4.5 mm 近端螺钉及 2 枚 3.5 mm 钉中钉固定肱骨头，用 4 mm Calcar 螺钉对肱骨距进行支撑，远端使用2枚4 mm 锁定螺钉固定（图12-6）。大、小结节用 Orthocord 缝线或5号 Ethibond 缝线缝合与大结节骨折块相连的肩袖肌腱至 Multiloc 螺钉孔加强固定大、小结节骨折块。

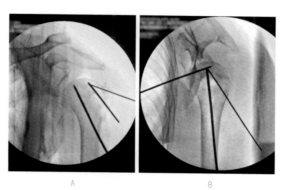

图 12-4　螺纹克氏针撬棒复位肱骨头

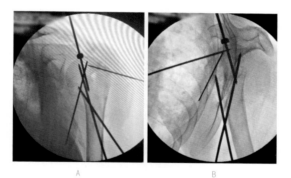

图 12-5　置入髓内钉导针

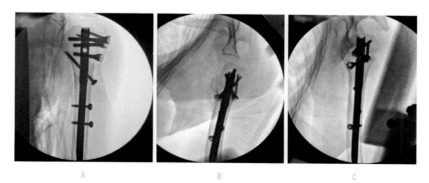

图 12-6　髓内钉置入完成

典型病例二：患者，女，62 岁，左肩部伤痛、肿胀、活动受限1天。

1. 现病史

患者自述于 2014 年 12 月 23 日在下楼梯时不慎摔倒，手被护栏夹住向后牵拉致伤。随即出现左上臂疼痛、功能障碍，患肢麻木。伤后无昏迷、恶心、呕吐，无皮肤破裂伤等其他不适。随即来医院急诊科求治，予以 X 线检查，诊断为"左肱骨近端骨折、肩关节前脱位"，给予完善相关检查，伤肢吊带悬吊制动，收入医院住院治疗。

2. 专科检查

左上臂吊带外固定中，打开见左肩部肿胀，左肩方肩畸形，左肩关节周围可扪及明显压痛，左肩关节主动活动受限，左肘关节、左腕关节屈伸功能正常，患肢远端血液循环良好，桡动脉搏动可扪及，各手指屈伸功能正常。右上肢及双下肢腱反射正常，活动及感觉正常，病理反射未引出。

3. 影像学检查

见图 12-7、图 12-8。

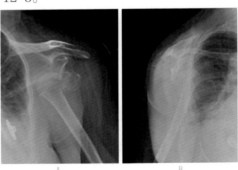

图 12-7 X 线片

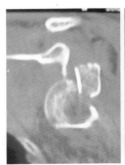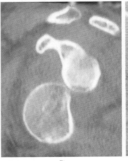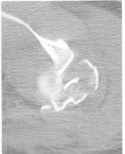

图 12-8 CT 影像

4. 关键手术操作

（1）患者沙滩椅位，肩后方垫高，将患肩关节尽量置于床边，以确保患肢在手术中可充分活动，特别是能后伸15°~20°。调试术中透视设备，保证创伤位置无金属阻挡。

（2）取三角肌、胸大肌间沟入路，纵行切开8~10 cm，找到头静脉，将头静脉连同三角肌向外侧牵开。切开锁胸筋膜，找到肱二头肌长头肌腱并以其为标志，用5号Ethibond缝线标记缝合大、小结节肩袖肌腱止点作为牵引线，以便控制及复位大、小结节骨折块。术中可依据情况打开肩袖间隙或者翻开大、小结节，显露脱位的肱骨头，充分显露肱骨头与肩盂。肱骨头脱位穿过肩胛下肌，位于肩胛下肌的内下方的，应充分松弛肌肉，显露肩盂及脱位的肱骨头。可以通过术者的手指及配合点式复位钳，或者也可采用钻入2~3枚直径2 mm带螺纹克氏针，应控制带螺纹克氏针的钻入深度，钻入克氏针应该尽可能分散，不能突出肱骨头软骨面。通过上提带螺纹克氏针尾及配合点式复位钳或骨膜剥离器，完成肱骨头的复位。接着将复位的肱骨头与干骺端复位，需要用直径2.5 mm带螺纹克氏针将肱骨头与肱骨干临时固定，再牵引5号Ethibond缝线将大结节与复位的肱骨头复位，使用直径1.5 mm带螺纹克氏针临时固定，置入所有临时固定的克氏针时均应该考虑主钉进入的通路，不要影响主钉插入，C臂透视检查骨位情况（图12-9）。

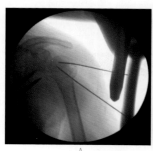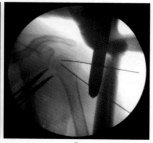

图 12-9　螺纹克氏针撬棒复位肱骨头

（3）复位满意后尽量内收、后伸肩关节，特别是采用三角肌、胸大肌间沟入路的病例，需要更大范围的肩关节后伸，让肱骨头位于肩峰前缘的前方，才能利于术中操作。牵引固定肱骨头的带螺纹克氏针将肱骨头外翻，在肱二头肌长头肌腱后侧 6~8 mm 腱腹结合部顺其走行切开肩袖，一般切开 15 mm 左右，有利于保护肩袖和显露进钉点。C 臂透视确认正确的入钉点和钉道方向后，分开肩袖组织，经导针用空心钻头扩孔开槽，一般钻至软骨下骨即可（图 12-10），期间注意保护周围的肩袖组织。

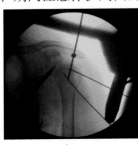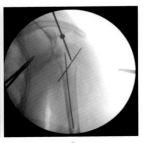

图 12-10 置入髓内钉导针

顺开槽方向置入主钉，主钉深度至软骨下 2 mm 左右，C 臂透视确认复位及髓内钉位置满意后，选用 3 枚 4.5 mm 近端螺钉及 2 枚 3.5 mm 钉中钉固定肱骨头，远端使用 2 枚 4 mm 锁定螺钉固定（图 12-11）。对于结节骨折块比较粉碎的病例，可以选择性增加埋头双螺纹加压螺钉固定，以利于结节的稳定性，最后大、小结节用 Orthocord 缝线或 5 号 Ethibond 缝线缝合与大结节骨折块相连的肩袖肌腱至 Multiloc 螺钉孔加强固定大、小结节骨折块。

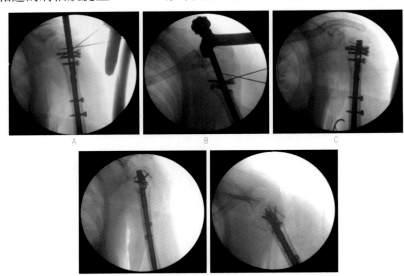

图 12-11 置入主钉并固定

5. 术中注意事项及要点

（1）骨折脱位手术切口建议采用三角肌、胸大肌间沟入路。

（2）术中体位摆放要求患侧肩关节有足够的后伸空间。

（3）取出脱位的肱骨头时尽量保护相连的软组织。一是保留残存的血供，二是帮助判断肱骨头的复位。取出肱骨头的过程应禁忌暴力，避免肱骨头松质骨的丢失及肱骨头碎裂。结节复位采用缝线缝住表面肩袖组织牵引的方式。

（4）建议将肱骨头及大、小结节复位，做好临时固定。将骨折脱位转变为单纯骨折后再进行中心点的选择、导针置入及开口、扩孔等相应操作。

（5）在置入锁定钉锁定时，刀片仅切开皮肤，使用血管钳钝性通过肌肉到骨，避免损伤重要神经。

（6）髓内钉固定完成后，重视结节的加强固定及重建，以利于结节的愈合。

（7）其他相关注意事项参照三、四部分骨折章节。

第13章 髓内钉并发症病例及处置

一、髓内钉的主要并发症及原因

早期的肱骨近端髓内钉固定术后并发症率可达 40%，翻修率甚至高达 45%，这主要和髓内钉的设计缺陷有关。Pascal Boileau 认为并发症发生率高的原因与早期的肱骨近端髓内钉在设计上过多借鉴了股骨近端髓内钉的设计思路，而忽视了肱骨近端特有的解剖和生物力学特点有关。早期设计上的缺陷包括以下几点。

（1）向外弯曲的主钉。早期的肱骨近端髓内钉在外形上与肱骨近端防旋髓内钉（PFNA）相似，近端呈曲形，带有 4°～6° 外翻角度。髓内钉的插入点位于冈上肌腱的止点，即肱骨头和大结节交界处，在此部位插入髓内钉会对冈上肌造成双重损伤。

（2）近端螺钉方向不合理。早期肱骨髓内钉（如 PHN）治疗复杂肱骨近端骨折的疗效差的原因之一即为其近端螺钉以固定肱骨头为目的，螺钉作用的方向由外向内，与肩袖作用力的方向平行，不能有效固定大、小结节骨折块。

（3）近端螺钉缺乏锁定固定机制。螺钉松动退出、术后复位丢失导致螺钉继发性穿出肱骨头关节面，损伤肩胛盂关节面等。

（4）磨损等以及缺少配套器械等原因。

　　近年来，随着对肱骨近端骨量分布、肱骨头血供等研究的深入，肱骨近端髓内钉设计理念得到根本改变。以 Trigen PHN、Multiloc PHN 等为代表的第三代肱骨近端髓内钉陆续面世。第三代肱骨近端髓内钉的特点是髓内钉近端外形为直型，近端多枚螺钉分布与"圣诞树"外形相似，可多方向固定肱骨近端，所以新型髓内钉又被形象地称为"圣诞树钉"；螺钉的固定方式为基于髓内钉的锁定固定；髓内钉直径较小，长度较短（150 mm 左右），能适应肱骨干的解剖特点；远端螺钉与髓内钉多方向交锁固定，可更好地控制骨折断端的旋转。

　　尽管如此，因为髓内钉设计、操作技术和医生经验的不同，并发症的发生率并不稳定。Lanting 在一篇系统回顾中分析了髓内钉治疗各种类型肱骨近端骨折的结果，仍有 11.9% 的并发症发生率。其中骨折不愈合和畸形愈合占 5%，髓内钉松动或移动占 3.2%，肱骨头缺血性坏死（AVN）占 4.5%，但三、四部分骨折的并发症发生率则达到了 19.2%。最近的研究表明，髓内钉治疗三、四部分中老年肱骨近端骨折有 12% 的并发症发生率。

　　引进了基于髓内钉的锁定固定设计后，髓内钉治疗骨折的范围扩展至干骺端。最近利用第三代肱骨近端髓内钉治疗移位的肱骨近端骨折的报道逐年增加，临床疗效满意，特别是对复杂的肱骨近端骨折可以采取闭合复位或有限切口等微创手术方法复位，减少了手术时间和手术出血量。髓内钉能为骨质疏松性老年患者提供足够的稳定性，以允许患者早期活动，骨折愈合率增加和肩关节功能恢复满意为优点。影响治疗疗效的因素与原始骨折类型和复位的质量等因素有关。

　　一般来说，和钢板固定一样，肱骨近端髓内钉的并发症根据与手术的关系分为术中、术后早期和晚期并发症。术中并发症包括血管和神经损伤、肩袖损伤、复位不良（多为内翻塌陷）、肱骨近端和肱骨干的骨折；术后早期并发症一般有血肿、感染和骨位丢失等；术后晚期并发症有关节内螺钉的穿出、肩盂磨损、内置物引起的肩峰撞击、内置物断裂与松动、螺钉退出、骨折延迟愈合甚至不愈合或畸形愈合、AVN 以及肩关节僵硬等。通过严格的术前检查和计划、熟悉局部解剖及变异、精细操作并遵守操作规程和流程，能尽量避免术中并发症。术后早期并发症能通过严密的随访使其能被早发现、早处理，合理的功能康复锻炼、积极处理相关风险因素可促进骨愈合，避免或尽量减轻并发症危害程度。而在术后晚期并发症造成肩关节明显疼痛、功能障碍影响生活和工作时，可根据并发症产生的原因，造成的结果，能否翻修、重建以及患者的要求而采取个性化的处理。如关节内螺钉穿出，根据肩盂磨损和肱骨头关节面塌陷的程度，从简单的取出内植物到不同类型的关节置换均可作为其处理方式。不同部位（外科颈，大、小结节）的骨折延迟愈合、不愈合或畸形愈合也可根据年龄、骨质疏松情况以及肩袖的损伤和功能状况等因素采取截骨和（或）植骨再固定、关节置换等处理方式。同样，对于 AVN，可根据其波及的范围、疼痛程度、肩袖状态和患者年龄、功能需求等因素，分别从保守治疗、肱骨头置换到全肩和反肩置换术中选择治疗方案。

二、典型病例

典型病例一（术中肱骨干骨折）： 患者，女，46 岁，摔倒致右肩部疼痛、活动受限 2 天以上。

1. 现病史

患者不慎踩空摔倒，右肩部着地，当即感到右肩关节疼痛，不能活动，有恶心、头晕、腹部疼痛等症状，无昏迷、头痛、心慌等症状，随即送至当地医院就诊。给予 X 线检查示"右侧肱骨上端粉碎性骨折"，未做任何特殊处理。后转至四川省骨科医院急诊科就诊，医生查体和仔细阅读影像资料后，给予钢托外固定，吲哚美辛缓释胶囊口服，并建议患者住院治疗。急诊以"右肱骨近端粉碎性骨折"收入。

2. 专科检查

右上臂维持钢托外固定，解除后见右肩关节肿胀，无青紫、淤斑，无出血点，三角肌及前臂肌肉无萎缩，右肱骨近端处压痛、叩痛，可扪及明显骨擦感及异常活动，纵向叩击痛，右上臂皮肤无感觉异常，右肩关节主动功能受限。伤肢远端血液循环、感觉、手指活动正常。

3、影像学检查

见图 13-1、图 13-2。

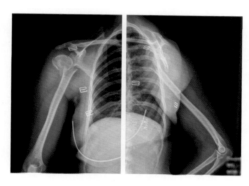

图 13-1　X 线片

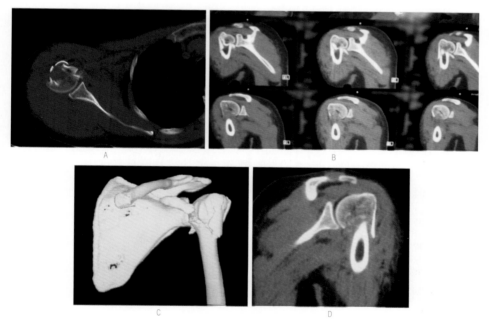

图 13-2　CT 影像

4. 术前计划

（1）仔细进行体格检查，排除开放性骨折，并检查是否有血管和神经损伤，特别是腋神经和桡神经。

（2）测量髓腔直径（正侧位）。

（3）根据测量的髓腔直径准备 8 mm Multiloc 肱骨近端髓内钉，备用不同孔数的 PHILOS 钢板。

（4）3.5 mm 螺钉钢板系统；2 号、5 号 Ethibond 缝线或 Orthocord 缝线；1.5 mm、2.0 mm、2.5 mm 带螺纹克氏针。

（5）常规准备上肢骨折复位器械。

5. 关键手术操作

（1）患者沙滩椅位，肩后方垫高，以确保患肢在手术中可充分活动，特别是能后伸 15°~20°，调试术中透视设备，保证创伤位置无金属遮挡。

（2）经肩峰前外侧角交界处向下纵行切开约 5 cm。在前、中 1/3 处向下劈开三角肌，此交界处的三角肌表面经常带黄色的脂肪组织，用电刀刺激时界限明显。肩峰前角远端约 5 cm 三角肌下滑囊反折处可触及横向走行的腋神经，可用缝线标记固定三角肌，以免牵拉时损伤。

（3）切除肩峰下滑囊及三角肌下滑囊，钝性分离并显露肱骨近端和肩袖组织，探查有无肩袖撕裂或肱二头肌长头肌腱卡锁于骨折断端，向前方用手指即可触及结节间沟及其中走行的肱二头肌长头肌腱。通过骨折断端用骨膜剥离器撬起肱骨头的内侧，同时用 2 枚 1.5 mm 和 2 mm 带螺纹克氏针从后侧大结节和结节间沟处钻入肱骨头，将其作为撬棒，运用力偶方式复位骨折，维持肱骨头的位置，以利于主钉正确插入。C 臂透视确认肱骨头内翻和向前成角已纠正。在肱二头肌长头肌腱后侧 6~8 mm 腱腹结合部顺其走行切开肩袖，一般 15 mm 左右，有利于保护肩袖和显露进钉点，握住上述两枚克氏针控制住肱骨头位置后在其最高点钻入导针。C 臂透视确认正确的进钉点和钉道方向后，分开肩袖组织经导针用空心钻头扩孔开槽，期间仔细保护周围的肩袖组织。

（4）插入 8 mm Multiloc 髓内钉，顺着肱骨头已开槽的钉道找到远端的髓腔，距主钉尾段尚有 5 cm 时不能手动向远端推进，拔出结节间沟处克氏针无效，用骨锤轻敲时突有落空感，C 臂透视显示肱骨干中段内侧并发骨折（图 13-3）。

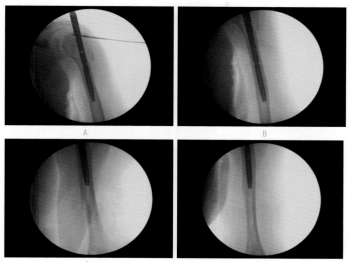

图 13-3 肱骨干中段内侧并发骨折

（5）将髓内钉置于原位，去除近端锁定瞄准装置，有利于维持近端骨位，选用加长 PHILOS 钢板使肱骨干骨折远端能固定 6 个皮质骨单位，在上臂远端前外侧做 6 cm 切口，在肱肌和肱桡肌之间找到桡神经，经中部纵劈肱肌并将外侧部分和桡神经向外侧牵开，显露肱骨干远端前外侧部分，从近端切口将一 10 孔 PHILOS 钢板从上至下顺行贴骨膜穿入，经过三角肌时从腱纤维间穿过，调整钢板至适当位置，在近端切口中使用 C1、C2 孔螺钉固定肱骨近端（图 13-4）。

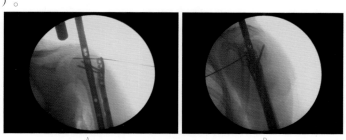

图 13-4 C1.C2 螺钉固定肱骨近端

（6）远端切口复位肱骨干骨折并用拉力螺钉加压固定，完成肱骨干部固定后拔出髓内钉，拧入 PHILOS 钢板近端剩余的螺钉，仔细修补肩袖切口（图 13-5）。

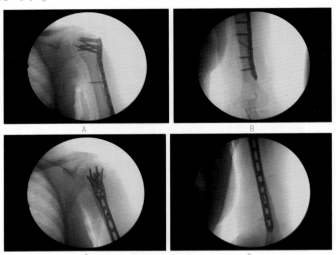

图 13-5 修补肩袖切口

6. 经验教训及注意事项

（1）术前测量没有考虑放大率，没有将髓内钉全长的相应髓腔直径进行测量匹配。

（2）术前对于髓内钉应常规准备扩髓装置，但对老年骨质疏松患者较薄的骨皮质有造成骨折的风险，因此，全长髓腔直径的匹配测量更为重要。

（3）肱骨近端髓内钉置入时应坚持全长手动，暴力置入风险较大，特别对老年骨质疏松显著者。

（4）早期应常规准备 PHILOS 钢板，甚至人工肩关节假体，以应对术中出现的并发症。

典型病例二（术中肱骨头骨折）：患者，男，45 岁，左肩关节伤痛伴功能受限 5 天。

1. 现病史

患者于 5 天前洗澡时不慎摔伤，致左肩部疼痛、肿胀，在当地医院行 X

线检查提示"左肱骨近端骨折"。未予以任何处理，肩关节疼痛明显，伴主动活动受限，为求进一步诊治，来四川省骨科医院门诊就诊，以"左肱骨近端粉碎性骨折"为诊断收入我科。

2. 专科检查

可见左肩夹板外固定，拆开夹板外固定见左肩关节明显肿胀、压痛，左肩主动活动障碍，局部扪及骨擦感及异常活动，左肘关节、腕关节及手指未见确切异常，左肩关节活动障碍。

3. 影像学检查

见图 13-6、图 13-7。

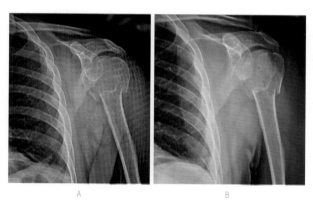

图 13-6　X 线片

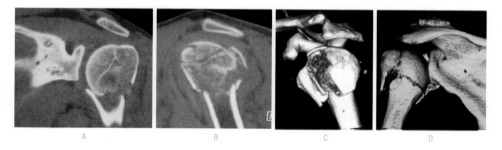

图 13-7　CT 影像

4. 术前计划

（1）仔细进行体格检查，排除开放性骨折。检查有无血管和神经损伤，特别是腋神经和桡神经。

（2）测量髓腔直径（正侧位）、AI、CSA、CD 值。

（3）行 CT 检查了解肱骨头和大、小结节情况，特别要排除肱骨头劈裂骨折，测量肱骨头厚度。

（4）根据测量的髓腔直径准备 8 mm Multiloc 肱骨近端髓内钉，备用不同孔数的 PHILOS 钢板。

（5）2.4 mm、3 mm 中空螺钉；2 号、5 号 Ethibond 缝线或 Orthocord 缝线；1.5 mm、2 mm、2.5 mm 带螺纹克氏针。

（6）常规准备上肢骨折复位器械。

5. 关键手术操作

（1）患者沙滩椅位，肩后方垫高，以确保患肢在手术中可充分活动，特别是能后伸 15°~20°。调试术中透视设备，保证创伤位置无金属遮挡。

（2）经肩峰前外侧角交界处向下纵行切开约 5 cm。在前、中 1/3 处向下劈开三角肌，此交界处的三角肌表面经常带黄色的脂肪组织，用电刀刺激时界限明显。肩峰前角远端约 5 cm 三角肌下滑囊反折处可触及横向走行的腋神经，可用缝线标记固定三角肌，以免牵拉时损伤。

（3）切除肩峰下滑囊及三角肌下滑囊，钝性分离并显露肱骨近端和肩袖组织，探查有无肩袖撕裂或肱二头肌长头肌腱卡锁于骨折断端，向前方用手指即可触及结节间沟及其中走行的肱二头肌长头肌腱。用 5 号 Ethibond 缝线标记缝合大结节肩袖肌腱止点作为牵引线，以便于术中控制大结节骨折块。

（4）通过骨折断端用骨膜剥离器撬起肱骨头的内侧，同时牵拉缝合在大结节肩袖肌腱止点的 5 号 Ethibond 缝线完成复位。用 2 枚 1.5 mm 带螺纹克氏针临时固定大结节骨折块，用 3 枚 1.5 mm 和 2 mm 螺纹克氏针从结节间沟附近呈扇形钻入肱骨头并将其作为撬棒帮助骨折复位，又可维持肱骨头的位置，利于主钉正确插入。此时，C 臂透视确认大结节复位情况及肱骨头内翻和后侧嵌插是否完全纠正。两组克氏针之间需预留主钉的空间，以免阻挡主钉顺利置入或扩孔开槽时破坏甚至切断克氏针。在肱二头肌长头肌腱后侧 6~8 mm 腱腹结合部顺其走行切开肩袖，一般切开 15 mm 左右，有利于保护肩袖和显露进钉点，握住上述两组克氏针控制住肱骨头位置后在其最高点钻入导针。可以通过上述两组克氏针向前外拽住肱骨头，加大颈干角，增加 CD 值（图 13-8）。

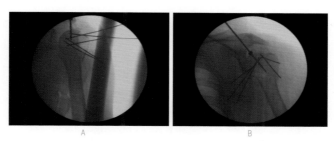

图 13-8　螺纹克氏针复位肱骨头并置入导针

（5）C 臂透视确认正确的进钉点和钉道方向后，分开肩袖组织，经导针用空心钻头扩孔开槽，一般仅需要钻透软骨下骨即可，期间仔细保护周围的肩袖组织。扩孔后应保证完整骨环（CD 值 > 3 mm）。插入 8 mm Multiloc 髓内钉，一般不需要干骺端完全复位，只需顺着肱骨头已开槽的钉道找到远端的髓腔即可完成横向复位（图 13-9）。

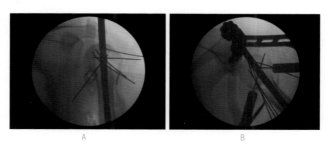

图 13-9　置入髓内钉

（6）用 3 枚 4.5 mm 近端平头螺钉从大、小结节拧入固定结节骨折块于肱骨头使之成为一体。C 臂透视下完成远近端旋转的纠正，用 4 mm Calcar 螺钉对肱骨距进行支撑，远端使用 2 枚 4 mm 锁定螺钉固定后，助手突然外展前屈了肩关节，感觉主钉相对于大结节有移位，C 臂透视复查显示肱骨头外侧向上移位，直视见肱骨头骨环前后向破裂（图 13-10）。

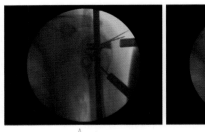
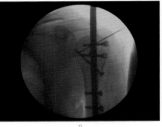

图 13-10 透视见肱骨头外侧向上移位

（7）用一小号点式复位钳对骨环外侧部分和大结节骨折块进行复位，在肱骨头骨折块前后边缘分别用 1 枚 2.4 mm 中空 Herbert 螺钉加压固定（图 13-11）。

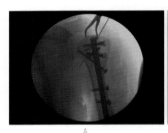
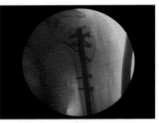

图 13-11 使用 Herbert 螺钉加压固定大结节

（8）用 Orthocord 缝线缝合与大结节骨折块相连的肩袖肌腱至 Multiloc 螺钉孔，加强固定大、小结节骨折块，恢复肩袖肌腱和大、小结节骨—软组织环。

6. 经验教训及注意事项

（1）术前测量肱骨头厚度及 CD 值，复杂骨折可投照对侧肩关节 X 线片。

（2）置入主钉后，为减少肩袖张力及纠正肱骨头和干骺端之间的旋转，可外旋后伸肱骨头，但严禁前屈外展，避免主钉以肩峰为支点造成周围骨环破裂，失去第五点支撑。

（3）置入导针时可以通过前后两组克氏针向前外拽住肱骨头，加大颈干角，增加 CD 值，保证扩孔后骨环完整（CD 值 > 3 mm）。

（4）应常规准备 PHILOS 钢板，对于老年骨质疏松患者甚至可准备人工肩关节假体，以应对术中出现的并发症。

第 **14** 章　Multiloc 髓内钉围手术期康复训练

一、术前阶段

基于术后加速康复（ERAS）理念，对肱骨近端骨折患者应在术前早期即开始进行康复训练。

1. 冰敷

目的：减缓体内组胺的释放，减少伤后出血，降低疼痛，减轻局部肿胀，为手术做好准备。

处理操作：肩关节局部持续性冰敷处理。使用冰袋（内含 1 ∶ 1 冰水混合物）直接接触患处（避开伤口）持续性冰敷 20 ～ 30 分钟，然后适当挪动位置继续冰敷，尽量使得受损伤的肩关节都能得到充分冰敷处理。

2. 宣教

目的：减轻患者对手术的忧虑、恐惧，同时使其明白术后康复的重要性，提高术后患者康复训练的积极性。

处理操作：向患者及家属讲明手术方式、手术风险以及术后康复流程和预后。

3. 上肢悬吊支具佩戴及肩关节休息位摆放

目的：减轻患者疼痛度，为术后更好地缓解疼痛、更快地进入康复做准备。

处理操作：教会患者正确佩戴（图 14-1）和取下上肢吊带；教会患者在床上平躺时使上肢处于肩关节外展 30°～40°，前屈 15°～25°，内旋 20°～30°的位置（图 14-2）。

4. 术前康复锻炼

目的：促进静脉回流，减少局部肿胀，维持掌指关节功能。

处理操作：教会患者进行掌指关节握拳训练（图 14-3），用力握拳 6～8 秒然后用力打开，伸展 6～8 秒为 1 个，20～30 个为 1 组，每天 5～8 组。

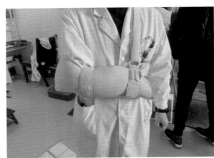

图 14-1　吊带佩戴

图 14-2　平躺时肩关节体位

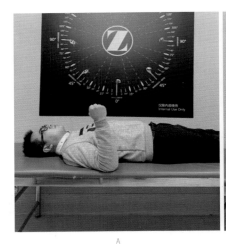

A

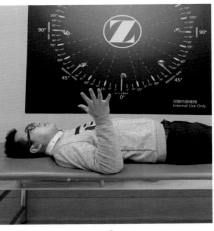

B

图 14-3　掌指关节握拳训练

二、术后阶段

术后第 1～2 天根据引流液情况拔除引流管。

康复锻炼：术后第 1 天即可于床上平躺时开始进行掌指关节握拳训练（图 14-3）。

①腕关节掌屈、背伸训练，来回 5～10 个为 1 组，每天 3～5 组（图 14-4）。

②肘关节屈曲、伸直及前臂旋转训练，来回 5～10 个为 1 组，每天 3～5 组（图 14-5）。

③以主动辅助活动为主，并嘱患者多进行掌指关节握拳训练。

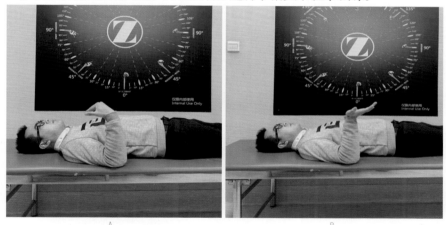

图 14-4　腕关节掌屈、背伸训练

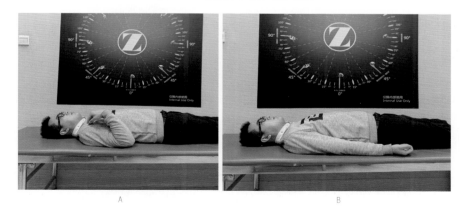

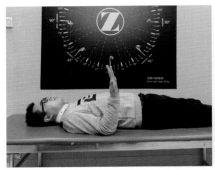
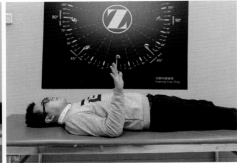

C   D

图 14-5 肘关节屈曲、伸直及前臂旋转训练

术后3～5天评估患者损伤程度和疼痛程度后，开始进行平躺位无痛范围内的被动前屈上举和棍操被动外旋训练（图14-6、图14-7），在每次动作终末端维持15～20秒，3～5次为1组，每天2～3组。

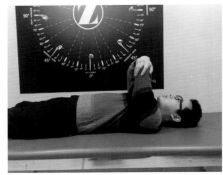
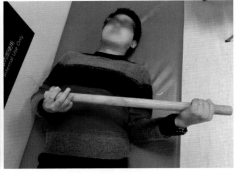

图 14-6 被动前屈上举训练   图 14-7 棍操被动外旋训练

术后2周内逐步做到无痛被动前屈上举60°、被动外旋0°，每个动作在终末端维持15秒，3～5次为1组，每天2～3组。

术后3周内逐步做到无痛被动前屈上举90°、被动外旋30°，每个动作在终末端维持15秒，5～10次为1组，每天2～3组。

术后3～6周复查，根据骨痂形成情况进行在固定肩胛骨的情况下的被动前屈上举训练（图14-8），被动外旋到有明显拉伸感的角度，每个动作在每次终末端维持15秒，5～10次为1组，每天2～3组。

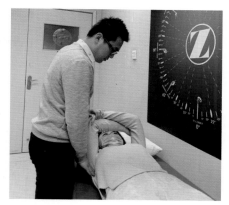

图 14-8　固定肩胛骨被动前屈上举训练

　　术后 6 ～ 8 周根据骨痂形成情况鼓励患者用患侧手参与日常生活活动，恢复正常日常生活，并开始进行平躺位主动前屈上举训练（图 14-9）、站立位棍操被动前屈上举训练（图 14-10）、站立位棍操被动外展训练（图 14-11）以及站立位主动辅助摸背训练（图 14-12）。每个动作在终末端维持 15 秒，5 ～ 10 次为 1 组，每天 2 ～ 3 组。

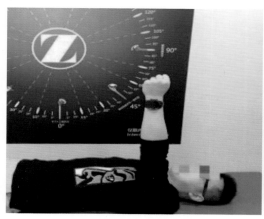

图 14-9　平躺位主动前屈上举训练

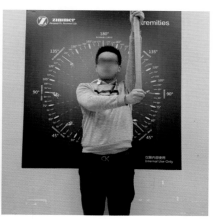

图 14-10　站立位棍操被动前屈上举训练

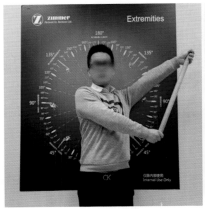 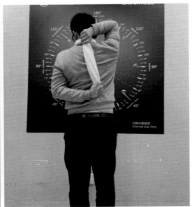

图 14-11　站立位棍操被动外展训练　　图 14-12　站立位主动辅助摸背训练

术后 9 ~ 12 周逐步做到站立位主动前屈上举 150°、外旋 60°，并开始站立位肩关节外展训练（图 14-13），每个动作在每次终末端维持 15 秒，5 ~ 10 次为 1 组，每天 2 ~ 3 组。

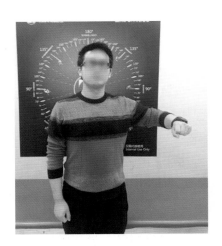

图 14-13　站立位肩关节外展训练

术后 12 周后患者开始进行站立位弹力带抗阻肩关节前屈、外展、内旋、外旋训练（图 14-14 A~D）。动作终末端维持 15 秒，10 次为 1 组，每天 3 ~ 5 组。

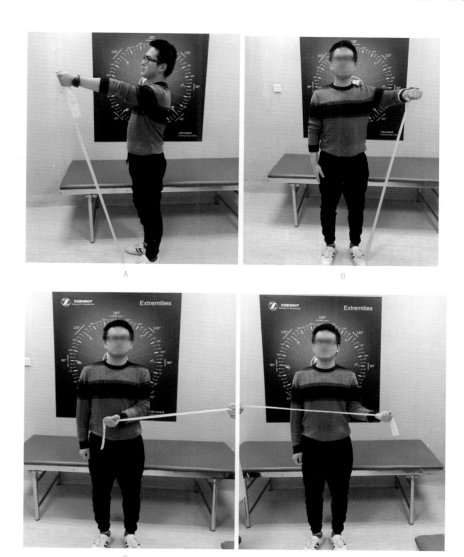

图 14-14　站立位弹力带抗阻肩关节前屈、外展、内旋、外旋训练

三、功能康复阶段

术后 12 周以后，需要对肩关节的整体功能做评估。肩关节作为一个由 4 个关节组成的复合体，有着复杂的运动模式，只有各组成部分共同作用、协

调一致，才能良好地进行关节运动。评估内容除了明显表现出的结构和姿态，更重要的是关节间的相互作用，例如，盂肱关节内旋丧失引起的肱骨移动度增加，肩袖无力导致的肱骨头上移、斜方肌和前锯肌无力继发引起的肩胛骨运动轨迹改变等。获得详细的评估结果后，确定分期目标，制定功能康复方案。在执行康复方案时，康复锻炼的具体内容是以动作的形式出现的，每一个锻炼动作会涉及动作要领与锻炼强度（包括了锻炼次数、间歇时间、组数与频率）。动作要领是要去掌握肌肉如何发出动作，而大部分患者对肌肉用力方式的感知能力是下降的，可能会出现错误动作，错误动作不但对锻炼无效，反而容易致使损伤再次发生。锻炼强度则要求患者配合着动作来，与身体条件、承受强度以及动作难度相关。在一个锻炼周期完成后，再次进行评估，对下一个分期任务进行调整，从而循序渐进地以"评估—锻炼—评估"的模式稳步提高患者术后的肩关节功能。

（一）评估

1. 形态

（1）头部位置

观察头部是否有偏斜和旋转（图14-15）。

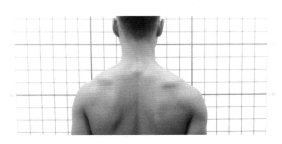

图 14-15 头部位置

（2）肩胛骨位置

观察肩峰、肩胛骨内侧缘、肩胛下角，健侧与患侧之间是否有较大区别，患侧是否存在明显的异常（图14-16）。

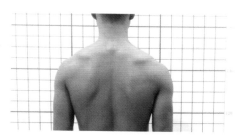

图 14-16　肩胛骨位置

（3）躯干形态

观察躯干是否在脊柱胸段和腰段有弯曲和旋转（图 14-17）。

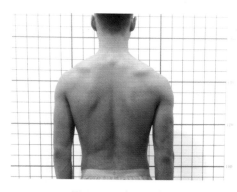

图 14-17　躯干形态

（4）上肢形态

观察上肢是否下沉、内旋，对比健侧与患侧的差距（图 14-18）。

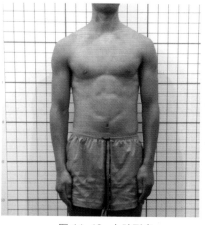

图 14-18　上肢形态

2. 活动度

评估当前肩关节的主动与被动活动范围，包括屈曲与伸展、外旋与内旋、外展与内收。

3. 力量

从三个维度（屈曲与伸展、外旋与内旋、外展与内收）对肩关节的力量进行测试（图14-19~图14-24），对比患侧与健侧的差距，原动肌与拮抗肌的比例。

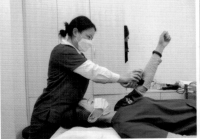

图 14-19　屈曲力量测试

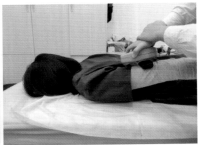

图 14-20　伸展力量测试

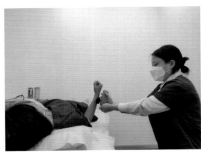

图 14-21　外旋力量测试

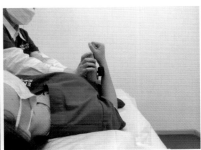

图 14-22　内旋力量测试

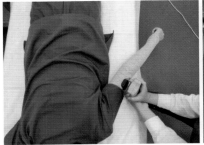

图 14-23　外展力量测试

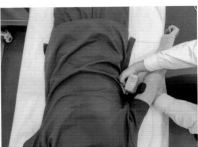

图 14-24　内收力量测试

4. 肩胛带周围肌群张力

肩胛带周围肌群因为本身关节形态和术后制动，其张力强弱不平衡，会影响肩关节运动的动作模式（图 14-25~ 图 14-28）。

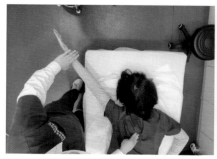

图 14-25　下斜方肌张力测试

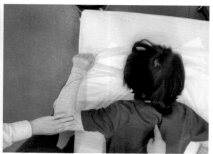

图 14-26　中斜方肌张力测试

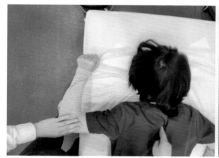

图 14-27　菱形肌张力测试

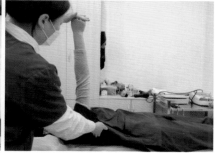

图 14-28　前锯肌张力测试

5. 肩肱节律

对肩胛骨、肩锁关节、胸锁关节和盂肱关节的协调运动（即肩肱节律）进行评估，评估四者在肩肱节律启动、中段与末段时的相互作用关系（图 14-29~ 图 14-31）。

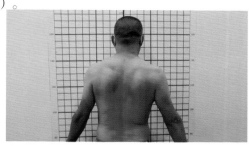

图 14-29　肩肱节律启动

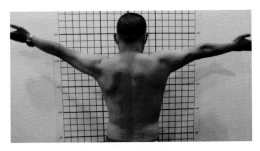

图 14-30　肩肱节律中段

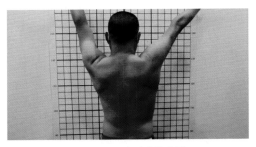

图 14-31　肩肱节律末段

（二）功能锻炼

所有开展的功能锻炼，都要依据患者当前的评估结果来实施，否则极易引起再次损伤。

1. 活动度训练

如果在 12 周后，肩关节活动范围仍然有限制，则还需继续完成临床康复期的被动与主动活动度训练。在可进行全范围的关节活动后，方可开展后续的功能锻炼。

2. 肩袖稳定闭链练习

（1）推墙

【要领】站立，正对墙面，双肩前举 90°，肘伸直（略弯曲），躯体前移，尽量夹肩，夹肩最多维持 15 秒 / 次。

【强度】5 次 / 组，1~2 组 / 天。

【图示】见图 14-32。

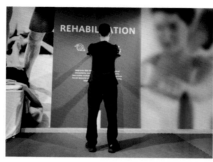
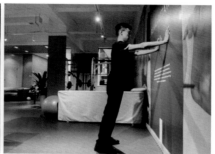

图 14-32　推墙练习

（2）推球移动

【要领】站立，正对墙面，双肩前举90°，肘伸直（略弯曲），躯体前移，双手撑球，横向移动。

【强度】5次 / 组，1~2组 / 天。

【图示】见图 14-33。

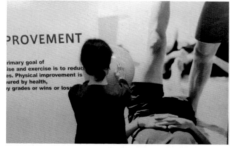
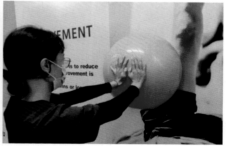
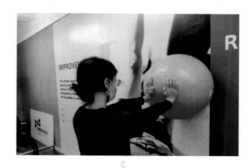

图 14-33　推球移动练习

3. 肩袖稳定开链练习

（1）俯卧位前屈上抬

【要领】俯卧位，额头与床沿齐平，双肩在最大外展位，向背侧上抬。

【强度】5次/组，1~2组/天。

【图示】见图14-34。

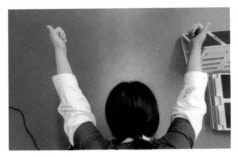

图 14-34 俯卧位前屈上抬

（2）俯卧位屈臂后缩

【要领】俯卧位，额头与床沿齐平，双肩在最大外展位，上抬至与床面齐平，然后屈肘内收，使肘关节向躯干靠近。

【强度】5次/组，1~2组/天。

【图示】见图14-35。

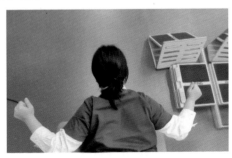

图 14-35 俯卧位屈臂后缩

（3）俯卧位外展上抬

【要领】俯卧位，额头与床沿齐平，双肩外展至90°，向背侧上抬。

【强度】5次／组，1~2组／天。

【图示】见图14-36。

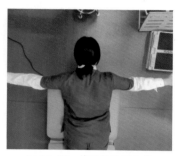

图14-36　俯卧位外展上抬

（4）俯卧位后伸

【要领】俯卧位，额头与床沿齐平，双肩外展开30°~40°，向背侧上抬。

【强度】5次／组，1~2组／天。

【图示】见图14-37。

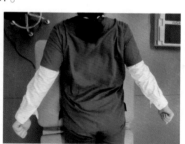

图14-37　俯卧位后伸

（5）振动训练

【要领】站立位，手持飞力士棒的握把处，利用肩膀的力量和稳定性，让弹力棒开始振动，手部活动幅度尽量小，飞力士棒两端振动的幅度要大。

【强度】5次／组，1~2组／天。

【图示】见图14-38。

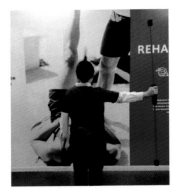

图 14-38 振动训练

4. 肩胛带周围肌群力量进阶练习

（1）对角线弹力带训练

【要领】 站立位，弹力带一侧固定，患侧手持另一端放在对侧身前，做屈曲—外展—外旋至头顶的运动。

【强度】5 次 / 组，1~2 组 / 天。

【图示】见图 14-39。

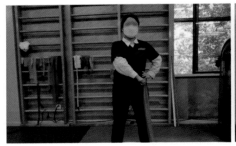
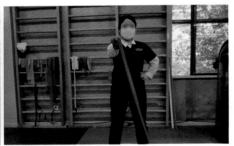
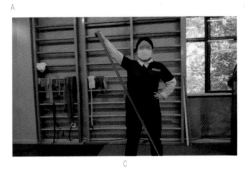

图 14-39 对角线弹力带训练

（2）划船训练

【要领】 站立位，弹力带绕过固定处，两端分别由两侧手握住，向后拉动弹力带。

【强度】5 次 / 组，1~2 组 / 天。

【图示】见图 14-40。

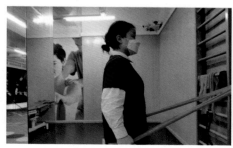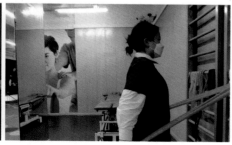

图 14-40　划船训练

（3）水平外旋

【要领】 前屈肩关节至 90° 屈肘，固定上臂，手拉弹力带缓慢向外旋。

【强度】5 次 / 组，1~2 组 / 天。

【图示】见图 14-41。

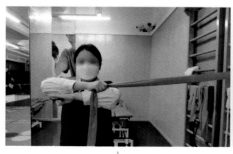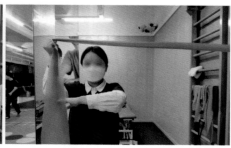

图 14-41　水平外旋

（4）水平内旋

【要领】前屈肩关节至90°屈肘，固定上臂，手拉弹力带缓慢向内旋。

【强度】5次／组，1~2组／天。

【图示】见图14-42。

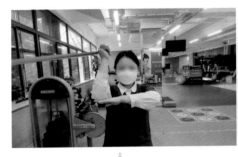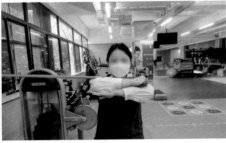

A   B

图 14-42　水平内旋

第15章　未来发展趋势预测

一、概述

肱骨近端骨折在老年人中较为常见，对于不稳定或明显移位的类型应行手术治疗。目前角稳定内固定治疗肱骨近端骨折已取得较好的临床疗效，包括锁定钢板系统和锁定髓内钉系统。两种固定方式在适应证选择上以及并发症方面仍存在较多争议，多数文献报道认为，两种固定方式均能取得满意的临床疗效，但有学者认为锁定髓内钉系统并发症更多。

第三代 Multiloc 肱骨近端锁定髓内钉在设计上进行了许多调整，包括进钉点、直型钉、肱骨距螺钉、钉头钉尾的改良、近端多角度钉中钉等，是一种可靠的内固定选择。但是同样伴有许多令人担忧的问题。

二、手术入路及进钉点

采用三角肌外侧入路，三角肌前中束之间进入，打开肩袖间隙。进钉点位于肱骨头顶端、肱二头肌腱后外、大结节和肱骨头之间的沟内侧、冈上肌腱止点内侧 1～1.5 cm、肱骨干正侧位片的解剖轴线上。进钉点的准确是决定复位效果的关键因素之一，但需要一定的剥离和暴露，可能对肩袖造成人为的损伤，如果后期行内固定取出，将再次形成损伤。髓内钉由肱骨头顶端插入，直型钉有 8 mm 和 9.5 mm 两种型号，这意味着软骨面的破坏。虽然远期可能出现纤维软骨的覆盖，但是是否会加速肩关节退变、肱骨头缺血性坏死，目前还缺少长期大样本的随访。

三、手术适应证

目前对于二部分外科颈骨折或者三部分累及大结节的骨折，选择髓内钉固定理论上能取得良好的临床效果，但是对于四部分骨折，小结节和肩胛下肌的处理，该入路可能无法取得满意的复位和固定，可能会对肩关节内旋功能造成一定影响。目前髓内钉治疗四部分骨折的文献当中，极少提及小结节具体如何处理。有文献报道，35 例四部分骨折患者，采用髓内钉治疗后随访一年，其中 6 例出现肱骨头坏死，3 例出现部分肱骨头坏死，5 例出现大结节吸收。对于四部分骨折的病例，应根据患者的年龄、骨质情况、骨折类型等进行相应的内固定选择。

四、未来发展趋势

肱骨近端锁定髓内钉系统，具有髓内中心性固定、剥离软组织少、骨折断端血供破坏小等一系列优势，符合现代骨科手术的微创理念，必然会成为以后的发展趋势。但是目前仍需要对产品设计或手术方法等进行一定的改进，才能更好地获得广大医生的认可。例如，是否可以结合数字骨科机器人导航进行进钉点的精准定位，减少肩袖剥离和损伤的程度；调整进钉点，避免软骨及肩袖医源性损伤；髓内钉的材质改进，更细的直径伴有同样的强度；上肢骨折无须承担负重，是否可以针对中国人生产可吸收的材质，无须取出，避免对肩袖和软骨面进行二次损伤；四部分骨折小结节的微创处理，将整体骨折复位固定闭合切口后，再使用关节镜进行小结节的复位和使用锚钉固定等。目前仅仅是对肱骨近端髓内钉未来发展的一些遐想，想要取得更确切的治疗效果，还需要多学科、多领域的共同努力，以及长时间大样本的病例随访。

参考文献

[1] KRISTIANSEN B,BARFOD G,BREDESEN J,et al.Epidemiology of proximal humeral fractures[J].Acta Orthop Scand,1987,58（1）:75-77.

[2] COURT-BROWN C M,CAESAR B.Epidemiology of adult fractures:A review[J].Injury,2006,37（8）:691-697.

[3] KIM S H,SZABO R M,MARDER R A.Epidemiology of humerus fractures in the United States:nationwide emergency department sample,2008[J].Arthritis Care Res（Hoboken）,2012,64（3）:407-414.

[4] BARON J A,KARAGAS M,BARRETT J,et al.Basic epidemiology of fractures of the upper and lower limb among Americans over 65 years of age[J].Epidemiology,1996,7（6）:612-618.

[5] CAWTHON P M.Gender differences in osteoporosis and fractures[J].Clin Orthop Relat Res,2011,469（7）:1900-1905.

[6] PALVANEN M,KANNUS P,PARKKARI J,et al.The injury mechanisms of osteoporotic upper extremity fractures among older adults:a controlled study of 287 consecutive patients and their 108 controls[J].Osteoporos Int,2000,11（10）:822-831.

[7] CHU S P,KELSEY J L,KEEGAN TH,et al.Risk factors for proximal humerus fracture[J].Am J Epidemiol,2004,160（4）:360-367.

[8]   COURT-BROWN C M,GARG A,MCQUEEN M M.The epidemiology of proximal humeral
       fractures[J].Acta Orthop Scand,2001,72（4）:365-371.

[9]   JONES C B,SIETSEMA D L,WILLIAMS D K.Locked plating of proximal humeral fractures:is
       function affected by age,time,and fracture patterns?[J].Clin Orthop Relat Res,2011,469
       （12）:3307-3316.

[10]   MCLAUGHLIN J A,LIGHT R,LUSTRIN I.Axillary artery injury as a complication of proximal
       humeral fractures[J].J Shoulder Elbow Surg,1998,7（3）:292-294.

[11]   VISSER CP,COENE LN,BRAND R,et al.Nerve lesions in proximal humeral fractures[J].J
       Shoulder Elbow Surg,2001,10（5）:421-427.

[12]   WILMANNS C,BONNAIRE F.Rotator cuff alterations resulting from humeral head fractures[J].
       Injury,2002,33（9）:781-789.

[13]   张英泽 . 临床创伤骨科流行病学 [M]. 北京 : 人民卫生出版社 ,2009:17-33.

[14]   刘磊 , 陈伟 , 孙家元 , 等 .2003 年至 2012 年河北医科大学第三医院成人肱骨近端骨折
       的流行病学研究 [J]. 中华创伤骨科杂志 ,2014,16（4）:320-323.

[15]   刘磊 , 邵佳申 , 郭家良 , 等 .2010 年至 2011 年中国东部和西部地区成人肱骨近端骨折
       的流行病学对比分析 [J]. 中华创伤骨科杂志 ,2017,19（1）:70-74.

[16]   向明 , 胡晓川 .Multiloc 髓内钉内固定治疗肱骨近端骨折进展与展望 [J]. 中华肩肘外科
       电子杂志 ,2016,4（1）:1-4.

[17]   LIND T,KRNEØR K,JENSEN J.The epidemiology of fractures of the proximal humerus[J].Arch
       Orthop Trauma Surg,1989,108（5）:285-287.

[18]   HORAK J,NILSSON BE.Epidemiology of fracture of the upper end of the humerus[J]. Clin
       Orthop Relat Res,1975,（112）:250-253.

[19]   KIAER T,LARSEN C F,BLICHER J.Proximal fractures of the humerus.An epidemiological and
       descriptive study of fractures[J].Ugeskr Laeger,1986,148（30）:1894-1897.

[20]   KLUG A,GRAMLICH Y,WINCHERINGER D,et al.Trends in surgical management of proximal
       humeral fractures in adults:a nationwide study of records in Germany from 2007 to 2016[J].
       Arch Orthop Trauma Surg,2019,139（12）:1713-1721.

[21] MCLEAN A S,PRICE N,GRAVES S,et al.Nationwide trends in management of proximal humeral fractures:an analysis of 77,966 cases from 2008 to 2017[J].J Shoulder Elbow Surg,2019,28（11）:2072-2078.

[22] BRAUNSTEIN V,KORNER M,BRUNNER U,et al.The fulcrum axis:a new method for determining glenoid version[J].J Shoulder Elbow Surg.2008,17（5）:819-824.

[23] BHATIA D N,DE BEER J F,DU TOIT D F.Coracoid process anatomy:implications in radiographic imaging and surgery[J].Clin Anat,2007,20（7）:774-784.

[24] IANNOTTI J P,GABRIEL J P,SCHNECK S L,et al.The normal glenohumeral relationships. An anatomical study of one hundred and forty shoulders[J].J Bone Joint Surg Am,1992,74（4）:491-500.

[25] GERBER C,SCHNEEBERGER AG,VINH TS.The arterial vascularization of the humeral head. An anatomical study[J].J Bone Joint Surg Am,1990,72（10）:1486-1494.

[26] HABERMEYER P,MAGOSCH P,PRITSCH M,et al.Anterosuperior impingement of the shoulder as a result of pulley lesions: a prospective arthroscopic study[J].J Shoulder Elbow Surg,2004,13（1）:5-12.

[27] MUCCIOLI C,CHELLI M,CAUDAL A,et al.Rotator cuff integrity and shoulder function after intra-medullary humerus nailing[J].Orthop Traumatol Surg Res,2020,106（1）:17-23.

[28] CLAVERT P,HATZIDAKIS A,BOILEAU P.Anatomical and biomechanical evaluation of an intramedullary nail for fractures of proximal humerus fractures based on tuberosity fixation[J]. Clin Biomech,2016,32:108-112.

[29] GARDNER M J,VOOS J E,WANICH T,et al.Vascular implications of minimally invasive plating of proximal humerus fractures[J].J Orthop Trauma,2006,20:602-607.

[30] SMITH C D,BOOKER S J,UPPAL H S,et al.Anatomy of the terminal branch of the posterior circumflex humeral artery:relevance to the deltopectoral approach to the shoulder[J].Bone Joint J,2016,98-B（10）:1395-1398.

[31] SPROUL R C,IYENGAR J J,DEVCIC Z,et al.A systematic review of locking plate fixation of proximal humerus fractures[J].Injury,2011,42（4）:408-413.

[32] WONG J,NEWMAN J M,GRUSON K I.Outcomes of intramedullary nailing for acute proximal humerus fractures:a systematic review[J].J Orthop Traumatol,2016,17（2）:113-122.

[33] FORURIA A M,CARRASCAL M T,REVILLA C,et al.Proximal humerus fracture rotational stability after fixation using a locking plate or a fixed-angle locked nail:the role of implant stiffness[J].Clin Biomech（Bristol,Avon）,2010,25（4）:307-311.

[34] JEONG J,JUNG H W.Optimizing intramedullary entry location on the proximal humerus based on variations of neck-shaft angle[J].J Shoulder Elbow Surg,2015,24（9）:1-5.

[35] NODA M,SAEGUSA Y,MAEDA T.Does the location of the entry point affect the reduction of proximal humeral fracture?A cadaveric study[J].Injury,2011,42（4）:S35-S38.

[36] HETTRICH C M,BORAIAH S,DYKE J P,et al.Quantitative assessment of the vascularity of the proximal part of the humerus[J].J Bone Joint Surg Am,2010,92（4）:943-948.

[37] SEARS B W,HATZIDAKIS A M,JOHNSTON P S.Intramedullary Fixation for Proximal Humeral Fractures[J].J Am Acad Orthop Surg,2020,28（9）:e374-e383.

[38] EULER S A,HENGG C,KOLP D,et al.Lack of fifth anchoring point and violation of the insertion of the rotator cuff during antegrade humeral nailing:pitfalls in straight antegrade humeral nailing[J].Bone Joint J,2014,96-B（2）:249-253.

[39] EULER S A,PETRI M,VENDERLEY M B,et al.Biomechanical evaluation of straight antegrade nailing in proximal humeral fractures:the rationale of the "proximal anchoring point"[J].Int Orthop,2017,41（9）:1715-1721.

[40] HERTEL R,KNOTHE U,BALLMER F T,et al.Geometry of the proximal humerus and implications for prosthetic design[J].J Shoulder Elbow Surg,2002,11（4）: 331-338.

[41] MATSEN FA.The biomechanics of glenohumeral stability[J].J Bone Joint Surg Am,2002,84（3）:495-496.

[42] YAMAMOTO N,ITOI E,ABE H,et al.Effect of an anterior glenoid defect on anterior shoulder stability:a cadaveric study[J].Am J Sports Med,2009,37（5）:949-954.

[43] EDWARDS S L,WILSON N A,ZHANG L Q,et al.Two-part surgical neck fractures of the proximal part of the humerus.A biomechanical evaluation of two fixation techniques[J].J Bone

Joint Surg Am,2006,88（10）:2258-2264.

[44] LILL H,HEPP P,KORNER J,et al.Proximal humeral fractures:how stiff should an implant be?A comparative mechanical study with new implants in human specimens[J].Arch Orthop Trauma Surg,2003,123（2/3）:74-81.

[45] FÜCHTMEIER B,MAY R,FIERLBECK J,et al.A comparative biomechanical analysis of implants for the stabilization of proximal humerus fractures[J].Technol Health Care,2006,14（4/5）:261-270.

[46] YOON R S,DZIADOSZ D,PORTER D A,et al.A comprehensive update on current fixation options for two-part proximal humerus fractures:a biomechanical investigation[J]. Injury,2014,45（3）:510-514.

[47] CLAVERT P,HATZIDAKIS A,BOILEAU P.Anatomical and biomechanical evaluation of an intramedullary nail for fractures of proximal humerus fractures based on tuberosity fixation[J]. Clin Biomech,2016,32:108-112.

[48] JUNG S W,SHIM S B,KIM H M,et al.Factors that influence reduction loss in proximal humerus fracture surgery[J].J Orthop Trauma,2015,29（6）:276-282.

[49] KRAPPINGER D,BIZZOTTO N,RIEDMANN S,et al. Predicting failure after surgical fixation of proximal humerus fractures[J].Injury,2011,42（11）:1283-1288.

[50] PANCHAL K,JEONG J J,PARK S E,et al.Clinical and radiological outcomes of unstable proximal humeral fractures treated with a locking plate and fibular strut allograft[J].Int Orthop,2016,40（3）:569-577.

[51] PARADA S A,MAKANI A,STADECKER M J,et al.Technique of open reduction and internal fixation of comminuted proximal humerus fractures with allograft femoral head metaphyseal reconstruction[J].Am J Orthop（Belle Mead NJ）,2015,44（10）:471-475.

[52] ROTHSTOCK S,PLECKO M,KLOUB M,et al.Biomechanical evaluation of two intramedullary nailing techniques with different locking options in a three-part fracture proximal humerus model[J].Clin Biomech,2012,27（7）:686-691.

[53] HESSMANN M H,HANSEN W S,KRUMMENAUER F,et al.Locked plate fixation and

intramedullary nailing for proximal humerus fractures: a biomechanical evaluation[J].J Trauma,2005,58（6）:1194-1201.

[54] HWSSMANN M H,STERNSTEIN W,MEHLER D,et al.Sind winkelstabile Plattensysteme mit elastischen Eigenschaften für die Stabilisierung der Oberarmkopffraktur vorteilhaft? Eine in-vitro biomechanische Untersuchung[J].Biomed Tech（Berl）,2004,49（12）:345-350.

[55] SCHIUMA D,PLECKO M,KLOUB M,et al.Influence of pen-implant bone quality on implant stability[J].Med Eng Phys,2013,35（1）:82-87.

[56] WANZL M,FOEHR P,SCHREIBER U,et al.Biomechanical testing to evaluate the cut-through resistance of intramedullary nails for the proximal humerus[J]. Injury,2016,47（7）:S20-S24.

[57] KATTHAGEN J C,SCHWARZE M,Bauer L,et al.Is there any advantage in placing an additional calcar screw in locked nailing of proximal humeral fractures?[J].Orthop Traumatol Surg Res,2015（101）:431-435.

[58] PADEGIMAS E M,CHANG G,NAMJOUYAN K,et al.Failure to restore the calcar and locking screw cross-threading predicts varus collapse in proximal humerus fracture fixation[J].J Shoulder Elbow Surg,2020,29（2）:291-295.

[59] DIMAI H P,SVEDBOM A,FAHRLEITNER-PAMMER A,et al.Epidemiology of proximal humeral fractures in Austria between 1989 and 2008[J].Osteoporos Int,2013,24（9）:2413-2421.

[60] BAHRS C, STOJICEVIC T,BLUMENSTOCK G,et al.Trends in epidemiology and patho-anatomical pattern of proximal humeral fractures[J].Int Orthop,2014,38（8）:1697-1704.

[61] Consensus development conference:diagnosis,prophylaxis,and treatment of osteoporosis[J].Am J Med,1993,94（6）:646-650.

[62] NIH Consensus Development Panel on Osteoporosis Prevention,Diagnosis,and Therapy,March 7-29,2000:highlights of the conference[J].South Med J,2001,94（6）:569-573.

[63] GLASER DL,KAPLAN FS.Osteoporosis.Definition and clinical presentation[J].Spine（Phila Pa 1976）,1997,22（24）:S12-S16.

[64] RIGGS B L,WAHNER H W,DUNN W L,et al. Differential changes in bone mineral density

of the appendicular and axial skeleton with aging:relationship to spinalosteoporosis[J].J Clin Invest,1981,67（2）:328-335.

[65] 中华人民共和国国家统计局.中国统计年鉴[M].北京:中国统计出版社,2015.

[66] XU L,CUMMINGS S R,QIN M W,et al.Vertebral fractures in Beijing,China:the Beijing Osteoporosis Project[J].J Bone Miner Res,2000,15（10）:2019-2025.

[67] WALSH MC,CHOI Y.Biology of the RANKL-RANK-OPG system in Immunity,Bone，and Beyond[J].Front Immunol,2014,5:511.

[68] FRANCESCHI C,CAMPISI J.Chronic inflammation（inflammaging）and its potential contribution to age-associated diseases[J].J Gerontol A Biol Sci Med Sci,2014,69（suppl 1）:S4-S9.

[69] STARUP-LINDE J,VESTERGAARD P.Management of endocrine disease:diabetes and osteoporosis:cause for concern?[J].Eur J Endocrinol,2015,173:R93-R99.

[70] NAYAK S,EDWARDS D L,SALEH A A,et al.Systematic review and meta-analysis of the performance of clinical risk assessment instruments for screening for osteoporosis or low bone density[J].Osteoporos Int,2015,26（5）:1543-1554.

[71] 国务院办公厅.中国防治慢性病中长期规划（2017—2025年）[EB/OL].（2017-02-14）[2017-08-25].http://www.gov.cn/zhengce/content/2017-02/14/content_5167886.Htm.

[72] SAITOH S,NAKATSUCHI Y.Osteoporosis of the proximal humerus:Comparison of bone-mineral density and mechanical strength with the proximal femur[J].J Shoulder Elbow Surg,1993,2（2）:78-84.

[73] SAITOH S,NAKATSUCHI Y,LATTA L,et al.Distribution of bone mineral density and bone strength of the proximal humerus[J].J Shoulder Elbow Surg,1994,3（4）:234-242.

[74] TINGART M J,APRELEVA M,VON STECHOW D,et al.The cortical thickness of the proximal humeral diaphysis predicts bone mineral density of the proximal humerus[J].J Bone Joint Surg Br,2003,85（4）:611-617.

[75] MATHER J,MACDERMID J C,FABER K J,et al.Proximal humerus cortical bone thickness correlates with bone mineral density and can clinically rule out osteoporosis[J].J Shoulder

Elbow Surg,2013,22（6）:732–738.

[76] KRAPPINGER D,ROTH T,GSCHWENTNER M,et al.Preoperative assessment of the cancellous bone mineral density of the proximal humerus using CT data[J].Skeletal Radiology,2012,41（3）:299–304.

[77] SPRECHER C M,SCHMIDUTZ F,HELFEN T,et al.Histomorphometric Assessment of Cancellous and Cortical Bone Material Distribution in the Proximal Humerus of Normal and Osteoporotic Individuals: Significantly Reduced Bone Stock in the Metaphyseal and Subcapital Regions of Osteoporotic Individuals[J].Medicine（Baltimore）,2015,94（51）:e2043.

[78] SPROSS C,KAESTLE N,BENNINGER E,et al.Deltoid Tuberosity Index:A Simple Radiographic Tool to Assess Local Bone Quality in Proximal Humerus Fractures[J].Clin Orthop Relat Res,2015,473（9）:3038–3045.

[79] CARBONE S,MEZZOPRETE R,PAPALIA M,et al.Radiographic patterns of osteoporotic proximal humerus fractures[J].Europ J Radiol,2018,100:43–48.

[80] JUNG W B,MOON E K,KIM S K,et al.Does medial support decrease major complications of unstable proximal humerus fractures treated with locking plate?[J].BMC Musculoskeletal Disorders,2013,14:102.

[81] RÖDERER G,SCOLA A,SCHMÖLZ W,et al.Biomechanical in vitro assessment of screw augmentation in locked plating of proximal humerus fractures[J].Injury,2013,44（10）:1327–1332.

[82] CARBONE S,PAPALIA M.The amount of impaction and loss of reduction in osteoporotic proximal humeral fractures after surgical fixation[J].Osteoporosis Int,2016,27（2）:627–633.

[83] PETERSEN M M.Bone mineral measurements at the knee using dual photon and dual energy X–ray absorptiometry. Methodological evaluation and clinical studies focusing on adaptive bone remodeling following lower extremity fracture, total knee arthroplasty, and partial versus total meniscectomy [J].Acta Orthop Scand Suppl,2000,293:1–37.

[84] KOLIOS L,HOERSTER A K,SEHMISCH S,et al.Do Estrogen and Alendronate Improve Metaphyseal Fracture Healing When Applied as Osteoporosis Prophylaxis?[J].Calcif Tissue

Int,2010,86（1）:23-32.

[85] LI Y T,CAI H F,ZHANG Z L.Timing of the initiation of bisphosphonates after surgery for fracture healing:a systematic review and meta-analysis of randomized controlled trials[J]. Osteoporos Int,2015,26（2）:431-441.

[86] SINGH A,ADAMS A L,BURCHETTE R,et al.The effect of osteoporosis management on proximal humeral fracture[J].J Shoulder Elbow Surg,2015,24（2）:191-198.

[87] KIM T I,CHOI J H,KIM S H,et al.The Adequacy of Diagnosis and Treatment for Osteoporosis in Patients with Proximal Humeral Fractures[J].Clin Orthop Surg,2016,8（3）:274-279.

[88] SUMREIN B O,HUTTUNEN T T,LAUNONEN A P,et al.Proximal humeral fractures in Sweden-a registry-based study[J].Osteoporos Int,2017,28（3）:901-907.

[89] Orthopaedic Trauma Association Committee for Coding and Classification.Fracture and dislocation compendium[J].J Orthop Trauma,1996,10（suppl 1）:v-ix,1-154.

[90] MEINBERG E G,AGEL J,ROBERTS C S,et al.Fracture and Dislocation Classification Compendium-2018[J].J Orthop Trauma,2018,32（suppl 1）:S1-S170.

[91] NEER C S 2ND.Displaced proximal humeral fractures:part Ⅰ.Classification and evaluation.1970[J].Clin Orthop Relat Res,2006,442:77-82.

[92] Codman EA. The shoulder; rupture of the supraspinatus tendon and other lesions in or about the subacromial bursa[M]. Malabar,FL:Krieger Publishing, 1934: 313-331.

[93] KANCHERLA V K, SINGH A, ANAKWENZE O A.Management of Acute Proximal Humeral Fractures[J].J Am AcadOrthop Surg,2017,25（1）:42-52.

[94] HERTEL R,HEMPFING A,STIEHLER M,et al.Predictors of humeral head ischemia after intracapsular fracture of the proximal humerus[J].J Shoulder Elbow Surg,2004,13（4）:427-433.

[95] HERTEL R.Fractures of the proximal humerus in osteoporotic bone[J].Osteoporos Int.2005,16（suppl 2）:S65-S72.

[96] BASTIAN J D,HERTEL R.Initial post-fracture humeral head ischemia does not predict development of necrosis[J].J Shoulder Elbow Surg 2008,17（1）:2-8.

[97] RESCH H.Proximal humeral fractures:current controversies[J].J Shoulder Elbow Surg,2011,20

（5）:827-832.

[98] 向明,胡晓川,姜春岩.重视整体观念,提高肱骨近端骨折诊治水平[J].中华骨科杂志,2017,37（21）:1313-1317.

[99] MILGROM C,SCHAFFLER M,GILBERT S,et al.Rotator-cuff changes inasymptomatic adults. The effect of age,hand dominance and gender[J].J Bone Joint Surg Br,1995, 77（2）:296-298.

[100] SPIEGL U J,BRAUN S,EULER S A,et al.Die ossäre Bankart-Läsion[J].Unfallchirurg,2014,117（12）:1125-1138.

[101] MCLAUGHLING H L.Posterior dislocation of the shoulder[J].J Bone Joint Surg Am,1952,24-A（3）:584-590

[102] MCLAUGHLING H.Dislocation of the shoulder with tuberosity fracture[J].Surg Clin North Am,1963;43:1615-1620

[103] LEVINE W N,MARRA G,BIGLIANI L U.Fractures of the shoulder girdle[M].New York:Marcel Dekker,2003.

[104] Kelly J P.Fractures complicating electro-convulsive therapy and chronic epilepsy[J].J Bone Joint Surg Br,1954,36-B（1）:70-79.

[105] GRUSON K I,RUCHELSMAN D E,TEJWANI N C.Isolated tuberosity fractures of the proximal humerus:current concepts[J].Injury,2008,39（3）:284-298.

[106] GREEN A,IZZI J JR.Isolated fractures of the greater tuberosity of the proximal humerus[J].J Shoulder Elbow Surg,2003,12（6）:641-649.

[107] EDELSON G,SAFFURI H,OBID E,et al.The three-dimensional anatomy of proximal humeral fractures[J].J Shoulder Elbow Surg,2009,18（4）:535-544.

[108] ROTMAN D,EFRIMA B,YOSELEVSKI N,et al.Early displacement of two part proximal humerus fractures treated with intramedullary proximal humeral nail[J].J Orthop,2019,19:59-62.

[109] GERBER C,HERSCHE O,BERBERAT C.The clinical relevance of posttraumatic avascular necrosis of the humeral head[J].J Shoulder Elbow Surg,1998,7（6）:586-590.

[110] SINGH A,PADILLA M,NYBERG E M,et al.Cement technique correlates with tuberosity

healing in hemiarthroplasty for proximal humeral fracture[J].J Shoulder Elbow Surg,2017,26
（3）:437-442.

[111] GRACITELLI M E,MALAVOLTA E A,ASSUNÇÃO J H,et al.Locking intramedullary
nails compared with locking plates for two- and three-part proximal humeral surgical neck
fractures: a randomized controlled trial[J].J Shoulder Elbow Surg,2016,25（5）:695-703.

[112] TIAN F P,LI C S,SHAO J P.Comparison between locking proximal humerus plate and
intramedullary nail in the treatment of humerus surgical neck fracture[J].Chin J Mod Drug
Appl,2016,10（14）:22-23.

[113] GADEA F,FAVARD L,BOILEAU P,et al.Fixation of 4-part fractures of the proximal
humerus:Can we identify radiological criteria that support locking plates or IM nailing?
Comparative, retrospective study of 107 cases[J].Orthop Traumatol Surg Res,2016,102
（8）:963-970.

[114] BOUDARD G,POMARES G,MILIN L,et al.Locking plate fixation versus antegrade nailing
of 3- and 4-part proximal humerus fractures in patients without osteoporosis.Comparative
retrospective study of 63 cases[J].Orthop Traumatol Surg Res,2014,100:917-924.

[115] LI M,WANG Y H,ZHANG Y P,et al.Intramedullary nail versus locking plate for treatment
of proximal humeral fractures:A meta-analysis based on 1384 individuals[J].J Int Med
Res,2018,46（11）:4363-4376.

[116] NIJS S,MESKENS M,HESSMANN M H.Proximal humeral fractures:Intramedullary Nailing[J].
Tech Orthop,2013,28（4）:319-323.

[117] CHOUHAN D K,HOODA A.Intramedullary nailing of displaced four-part fractures of the
proximal humerus[J].Injury,2020,51（4）:1130.

[118] 邹义源,向明,李一平,等.肩峰指数与运用 Multiloc 髓内钉治疗肱骨近端骨折的临床
相关性研究[J].中华肩肘外科杂志,2016,4（4）:214-220.

[119] DILISIO M F,NOWINSKI R J,HATZIDAKIS A M,et al.Intramedullary nailing of the proximal
humerus:evolution,technique, and results[J].J Shoulder Elbow Surg, 2016,25（5）:e130-138.

[120] BOILEAU P,D'OLLONNE T,BESSIÈRE C,et al.Displaced humeral surgical neck

fractures:classification and results of third-generation percutaneous intramedullary nailing[J]. J Shoulder Elbow Surg,2019,28（2）:276-287.

[121] BIGLIANI L U,FLATOW E L,POLLOCK R G.Fractures of the proximal humerus[M].The shoulder, vol. I .2nd ed.Philadelphia:W.B.Saunders,1998:337－389.

[122] ZUCKERMANN J D,CHECROUN A J.Fractures of the proximal humerus:Diagnosis and management[M]. R.Disorders of the shoulder.Philadelphia: Lippincott,1999:639－685.

[123] TRAXLER H,SURD R,LAMINGER K A,et al.The treatment of subcapital humerus fracture with dynamic helix wire and the risk of concommitant lesion of the axillary nerve[J].Clin Anat,2001,14（6）:418-423.

[124] ABELLAN J F,MELENDRERAS E,GIMENEZ D J,et al.Intrathoracic fracture-dislocation of the humeral head:a case report[J].J Orthop Surg（Hong Kong）,2010,18（2）:254-257.

[125] DAFFNER S D,CIPOLLE M D,PHILLIPS T G.Fracture of the humeral neck with intrathoracic dislocation of the humeral head[J].J Emerg Med,2010,38（4）: 439-443.

[126] GALOIS L,SIAT J,REIBEL N,et al.Fracture-luxation intrathoracique de la tête humérale: à propos d'un cas et revue de la littérature[J].Rev Chir Orthop Reparatrice Appar Mot,2007,93（8）:854-858.

[127] GRIFFIN N C,TEMES R T,GILL I S,et al.Intrathoracic displacement of a fractured humeral head[J].Ann Thorac Surg,2007,84（4）:1400.

[128] SALHIYYAH K,POTTER D,SARKAR P K.Fracture-dislocation of humeral head with intrathoracic displacement[J].Asian Cardiovasc Thorac Ann,2012,20（2）:196-198.

[129] TAN G J,TAN A G,PEH W C.Wandering humeral head mimicking a breast mass[J].Med J Malaysia,2008,63（2）:164-165.

[130] NICHOLSON D A,LANG I,HUGHES P,et al.ABC of emergency radiology.The shoulder[J]. BMJ,1993,307（6912）:1129-1134.

[131] IANNOTTI J P,RAMSEY M L,WILLIAMS G R JR,et al.Nonprosthetic management of proximal humeral fractures[J].Instr Course Lect,2004,53:403-416.

[132] NEER C S 2ND.Four-segment classification of proximal humeral fractures:purpose and

reliable use[J].J Shoulder Elbow Surg,2002,11（4）:389-400.

[133] LILL H,JOSTEN C.Proximale und distale Humerusfrakturen im hohen Alter[J].Orthopade,2000,29（4）:327-341.

[134] SZYSZKOWITZ R,SCHIPPINGER G.Die Frakturen des proximalen Humerus[J].Unfallchirurg,1999,102（6）:422-428.

[135] Resch H.Die Humeruskopffraktur[J].Unfallchirurg,2003,106（8）:602-617.

[136] FORURIA A M,DE GRACIA M M,LARSON D R,et al.The pattern of the fracture and displacement of the fragments predict the outcome in proximal humeral fractures[J].J Bone Joint Surg Br,2011,93（3）:378-386.

[137] CASTAGNO A A,SHUMAN W P,KILCOYNE R F,et al.Complex fractures of the proximal humerus:role of CT in treatment[J].Radiology,1987,165（3）:759-762.

[138] KILCOYNE R F,SHUMAN W P,MATSEN F A,et al.The Neer classification of displaced proximal humeral fractures:spectrum of findings on plain radiographs and CT scans[J].AJR Am J Roentgenol,1990,154（5）:1029-1033.

[139] TANNER M W,COFIELD R H.Prosthetic arthroplasty for fractures and fracture-dislocations of the proximal humerus[J].Clin Orthop Relat Res,1983,（179）:116-128.

[140] RESCH H,POVACZ P,FRÖHLICH R,et al.Percutaneous fixation of three- and four-part fractures of the proximal humerus[J].J Bone Joint Surg Br,1997,79（2）:295-300.

[141] HAAPAMAKI V V,KIURU M J,KOSKINEN S K.Multidetector CT in shoulder fractures[J].Emerg Radiol,2004,11（2）:89-94.

[142] ASTON J W JR,GREGORY C F.Dislocation of the shoulder with significant fracture of the glenoid[J].J Bone Joint Surg Am,1973,55（7）:1531-1533.

[143] ITOI E,LEE S B,AMRAMI K K,et al.Quantitative assessment of classic anteroinferior bony Bankart lesions by radiography and computed tomography[J].Am J Sports Med,2003,31（1）:112-118.

[144] BOHNDORF K,KILCOYNE R F.Traumatic injuries:imaging of peripheral musculoskeletal injuries[J].Eur Radiol,2002,12（7）:1605-1616.

[145] GALLO R A,SCIULLI R,DAFFNER R H,et al.Defining the relationship between rotator cuff injury and proximal humerus fractures[J].Clin Orthop Relat Res,2007,458:70−77.

[146] NANDA R,GOODCHILD L,GAMBLE A,et al.Does the presence of a full−thickness rotator cuff tear influence outcome after proximal humeral fractures?[J].J Trauma,2007,62（6）:1436−1439.

[147] TEEFEY S A,RUBIN D A,MIDDLETON W D,et al.Detection and quantification of rotator cuff tears.Comparison of ultrasonographic,magnetic resonance imaging,and arthroscopic findings in seventy−one consecutive cases[J].J Bone Joint Surg Am,2004,86（4）:708−716.

[148] SHER J S,URIBE J W,POSADA A,et al.Abnormal findings on magnetic resonance images of asymptomatic shoulders[J].J Bone Joint Surg Am,1995,77（1）:10−15.

[149] GALLO R A,ALTMAN D T,ALTMAN G T.Assessment of rotator cuff tendons after proximal humerus fractures:is preoperative imaging necessary?[J].J Trauma,2009,66（3）:951−953.

[150] FAKLER J K,HOGAN C,HEYDE C E,et al.Current concepts in the treatment of proximal humeral fractures[J].Orthopedics,2008,31（1）:42−51.

[151] ROBINSON C M,CHRISTIE J.The two−part proximal humeral fracture:a review of operative treatment using two techniques[J].Injury,1993,24（2）:123−125.

[152] HINTERMANN B,TROUILLIER H H,SEHÄFER D.Rigid internal fixation of fractures of the proximal humerus in older patients[J].J Bone Joint Surg Br,2000,82（8）:1107−1112.

[153] KITSON J,BOOTH G,DAY R.A biomechanical comparison of locking plate and locking nail implants used for fractures of the proximal humerus[J].J Shoulder Elbow Surg,2007,16（3）:362−366.

[154] LEKIC N,MONTERO N M,TAKEMOTO R C,et al.Treatment of two−part proximal humerus fractures:intramedullary nail compared to locked plating[J].HSS J,2012,8（2）:86−91.

[155] SZERLIP B W,MORRIS B J,EDWARDS T B.Reverse Shoulder Arthroplasty for Trauma:When, Where, and How[J].Instr Course Lect,2016,65:171−179.

[156] LILL H,VOIGT C.Proximale Humerusfraktur[J].Z Orthop Unfall,2010,148（3）:353−360.

[157] SEIDE K,TRIEBE J,FASCHINGBAUER M,et al.Locked vs. unlocked plate osteosynthesis of

the proximal humerus – a biomechanical study[J].Clin Biomech,2007,22（2）:176-182.

[158]　BRORSON S,RASMUSSEN J V,FRICH L H,et al.Benefits and harms of locking plate osteosynthesis in intraarticular（OTA Type C）fractures of the proximal humerus:a systematic review[J].Injury,2012,43（7）:999-1005.

[159]　SÜDKAMP N,BAYER J,HEPP P,et al.Open reduction and internal fixation of proximal humeral fractures with use of the locking proximal humerus plate.Results of a prospective,mult icenter,observational study[J].J Bone Joint Surg Am,2009,91（6）:1320-1328.

[160]　HESSMANN M H,NIJS S,MITTLMEIER T,et al.Internal fixation of fratures of the proximal humerus with the Multilo nail[J].Oper Orthop Traumatol,2012,24（4/5）:418-431.

[161]　PALVANEN M,KANNUS P,NIEMI S,et al.Update in the epidemiology of proximal humeral fractures[J].Clin Orthop Relat Res,2006,442:87-92.

[162]　BLOM S,DAHLBÄCK LO.Nerve injuries in dislocations of the shoulder joint and fractures of the neck of the humerus.A clinical and electromyographical study[J]　.Acta Chir Scand,1970,136（6）:461-466.

[163]　DE LAAT E A,VISSER C P,COENE LN,et al.Nerve lesions in primary shoulder dislocations and humeral neck fractures.A prospective clinical and EMG study[J].J Bone Joint Surg Br,1994,76（3）:381-383.

[164]　ROBINSON C M,AKHTAR A,MITCHELL M,et al.Complex posterior fracture-dislocation of the shoulder:epidemiology,injury patterns,and results of operative treatment[J].J Bone Joint Surg Am,2007,89（7）:1454-1466.

[165]　NEER C S 2ND.Displaced proximal humeral fractures.Ⅰ.Classifification and evaluation[J].J Bone Joint Surg Am,1970,52（6）:1077-1089.

[166]　MÜLLER M E,ALLGÖWER M,SCHNEIDER R,et al.Manual der Osteosynthese:AO-Technik[M]　.3rd ed.Berlin:Springer,1992.

[167]　MÜLLER M E,NAZARIAN S,KOCH P,et al.The Comprehensive Classification of Fractures of the Long Bones[M].Berlin:Springer,1990.

[168]　LOEW M,THOMSEN M,RICKERT M,et al.Verletzungsmuster bei der Schulterluxation des

älteren Patienten[J].Unfallchirurg,2001,104（2）:115–118.

[169] AGEL J,JONES C B,SANZONE A G,et al.Treatment of proximal humeral fractures with Polarus nail fixation[J].J Shoulder Elbow Surg,2004,13（2）:191–195.

[170] KOIKE Y,KOMATSUDA T,SATO K.Internal fixation of proximal humeral fractures with a Polarus humeral nail[J].J Orthop Traumatol,2008,9（3）:135–139.

[171] BERNARD J,CHARALAMBIDES C,ADERINTO J,et al.Early failure of intramedullary nailing for proximal humeral fractures[J].Injury,2000,31（10）:789–792.

[172] BOILEAU P,WALCH G.The three–dimensional geometry of the proximal humerus. Implications for surgical technique and prosthetic design[J].J Bone Joint Surg Br,1997,79（5）:857–865.

[173] BOILEAU P,D' OLLONNE T,CLAVERT P,et al. Intramedullary nail for proximal humerus fractures: an old concept revisited[C]//Shoulder concepts 2010—Arthroscopy&Arthroplasty. Montpellier: Sauramps,2010:201–223.

[174] LANTING B,MACDERMID J,DROSDOWECH D,et al.Proximal humeral fractures:a systematic review of treatment modalities[J].J Shoulder Elbow Surg,2008,17（1）:42–54.

[175] 陈杭,向明,胡晓川,等.PHILOS 钢板与 Multiloc 髓内钉治疗中老年肱骨近端三、四部分骨折的疗效比较 [J] .中华创伤杂志,2018,34（12）:1067–1074.

[176] CALORI G M,COLOMBO M,BUCCI M S,et al.Complications in proximal humeral fractures[J]. Injury,2016,47（suppl 4）:S54–S58.

[177] MCMILLAN T E,JOHNSTONE A J.Primary screw perforation or subsequent screw cut–out following proximal humerus fracture fixation using locking plates:a review of causative factors and proposed solutions[J].Int Orthop,2018,42（8）: 1935–1942.

[178] BALTOV A,MIHAIL R,DIAN E.Complications after interlocking intramedullary nailing of humeral shaft fractures[J].Injury,2014,45（suppl 1）:S9–S15.